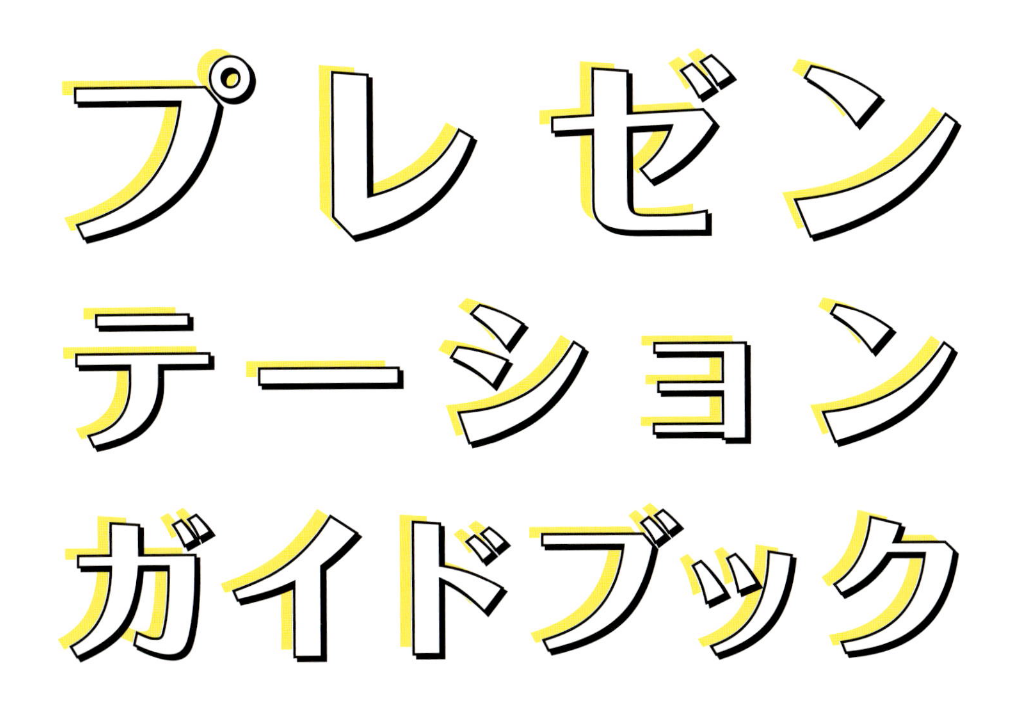

プレゼンテーションガイドブック

研究者のためのプレゼンテーションファイルの作り方

堤 裕昭 著

熊本県立大学 環境共生学部 教授

オーエムエス出版

河口域環境と底生生物の生息

河口域の挺せ生物の分布を決定する２つの大きな環境要因

1. 塩分

汽水の塩分は、河川流量と潮汐によって変化する。

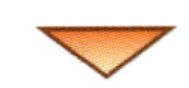

生理的な適応性

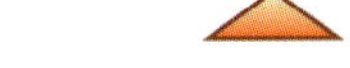

2. 底質の粒度組成（泥底か、砂底か）

– 河口に向けて変化する。

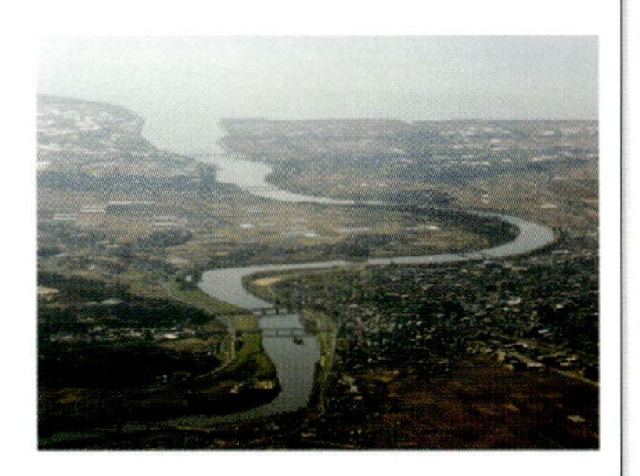

河口域に生息するためには、
大きく変化しやすい環境に適応する能力が求めれる。

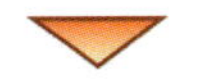

生理的な耐性を有する種は、
その一次生産物を独占的に利用できる。

ヤマトシジミ（*Corbicula japonica*）は、河口域の
底生生物群集で最も卓越する種の１つである。

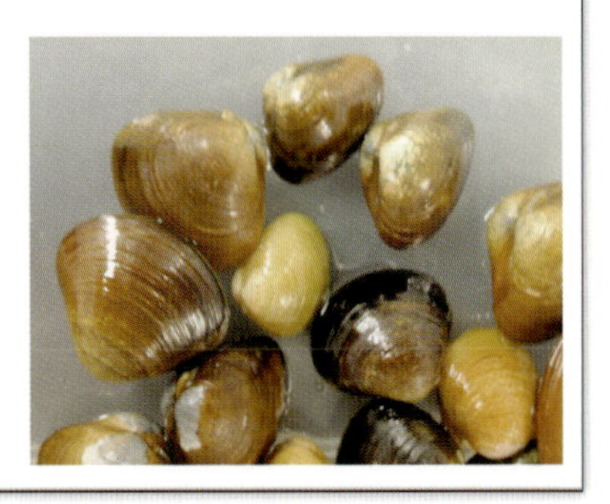

2017年9月4日に滋賀県立大学で開催した2017年プランクトン学会・日本ベントス学会合同大会での発表

筆者の研究発表のイントロダクションに用いたスライドの１つを紹介します．

聴衆には文章ではなく，研究の前提となることの概要を，事象のパターンとして視覚的に認識してもらえるように，スライド作りを心がけています．このスライドでは，研究の鍵となる事柄を簡潔な文章で示し，それらの間の関係を矢印で結んで解説しています．

プレゼンテーションのスライドは，聴衆にテキストを読ませるものではなく，見せて理解してもらうものという方針のもとに作成したものです．

ちなみに，何を伝えようとしているのかいうと，過去の研究によって，河口域に生息する底生生物の分布を決定する環境要因として，塩分と底質の粒度組成の要因が大きな影響を及ぼしていることがわかっている．河口域に生息する生物はこれらの２つの要因に対する生理的な適応性を有することが求められて，ヤマトシジミがその最も代表的な生物であるということです．

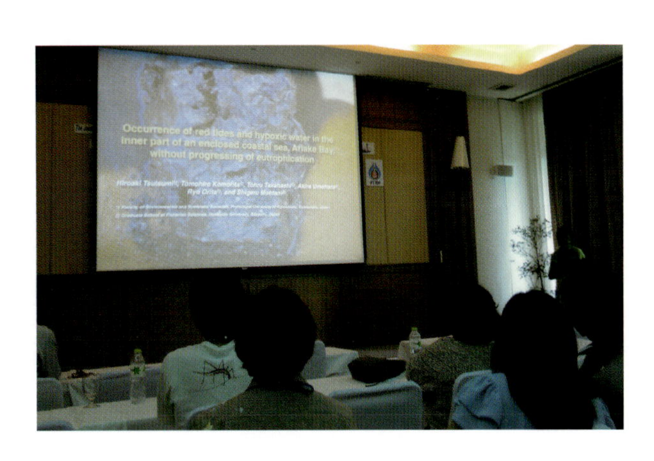

1-3. 画像を貼り込む (P022)

撮影した原画像

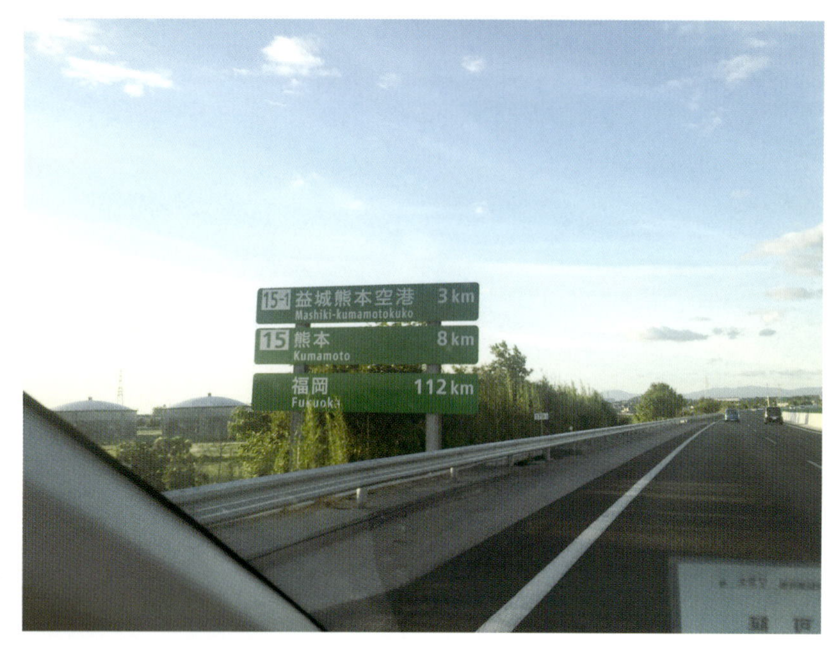

作業１▶トリミング　　作業２▶明るさ・コントラストの調整

加工後の画像

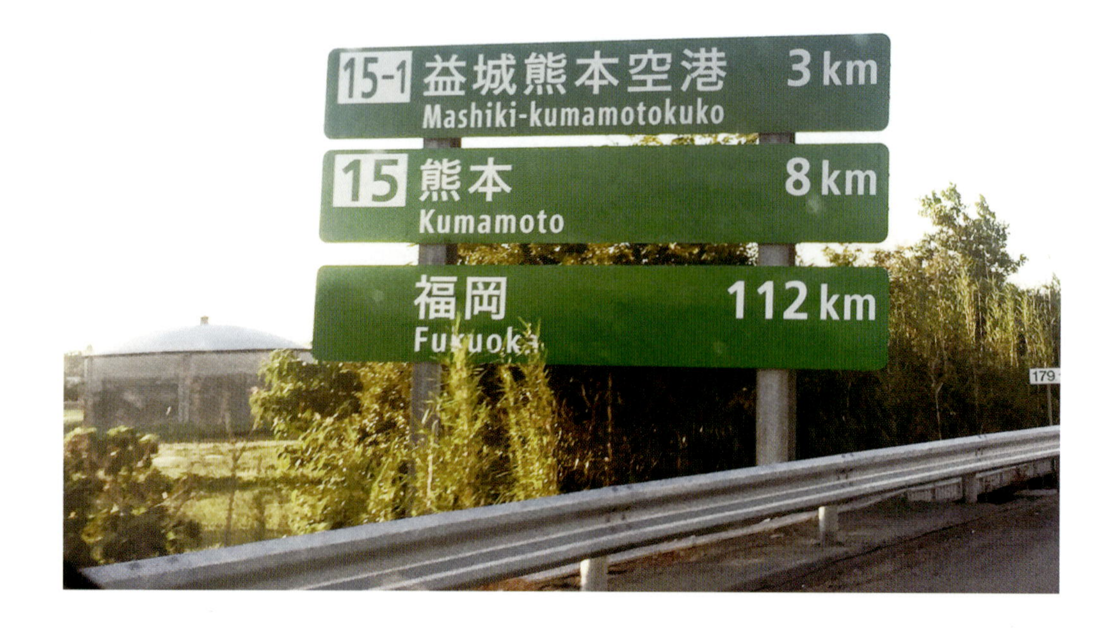

5-1. 画像のトリミング（P111）

撮影した原画像

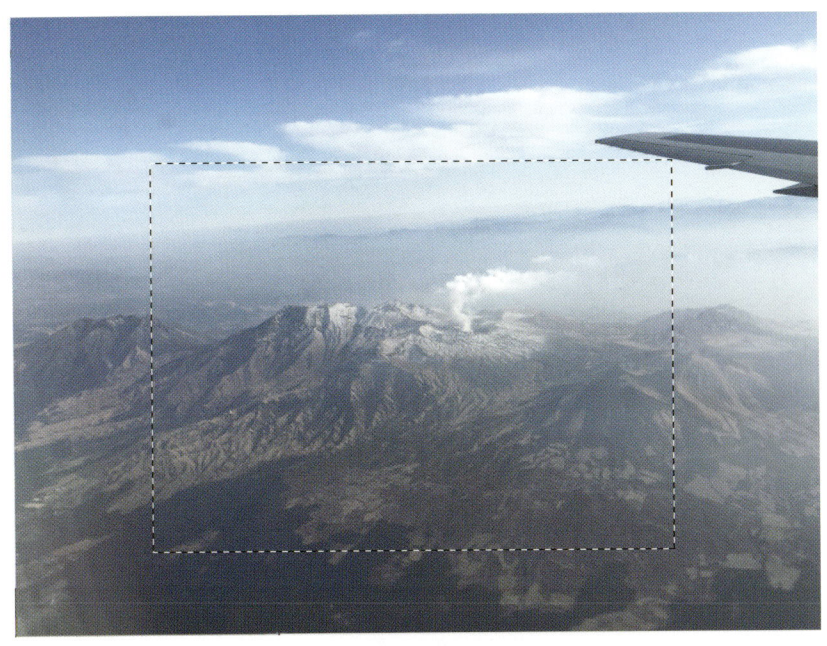

作業１▶トリミング　**作業２▶明るさ・コントラストの調整**

加工後の画像

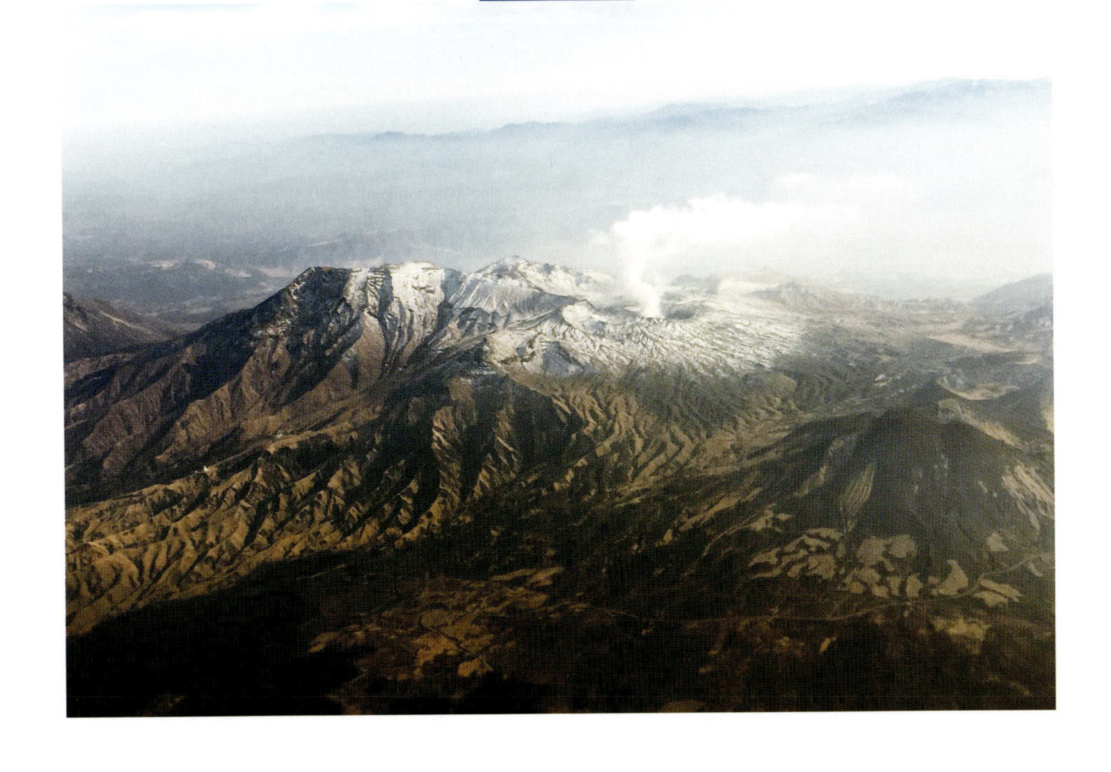

例題 1「棒グラフ」の完成図 (P043〜P063)

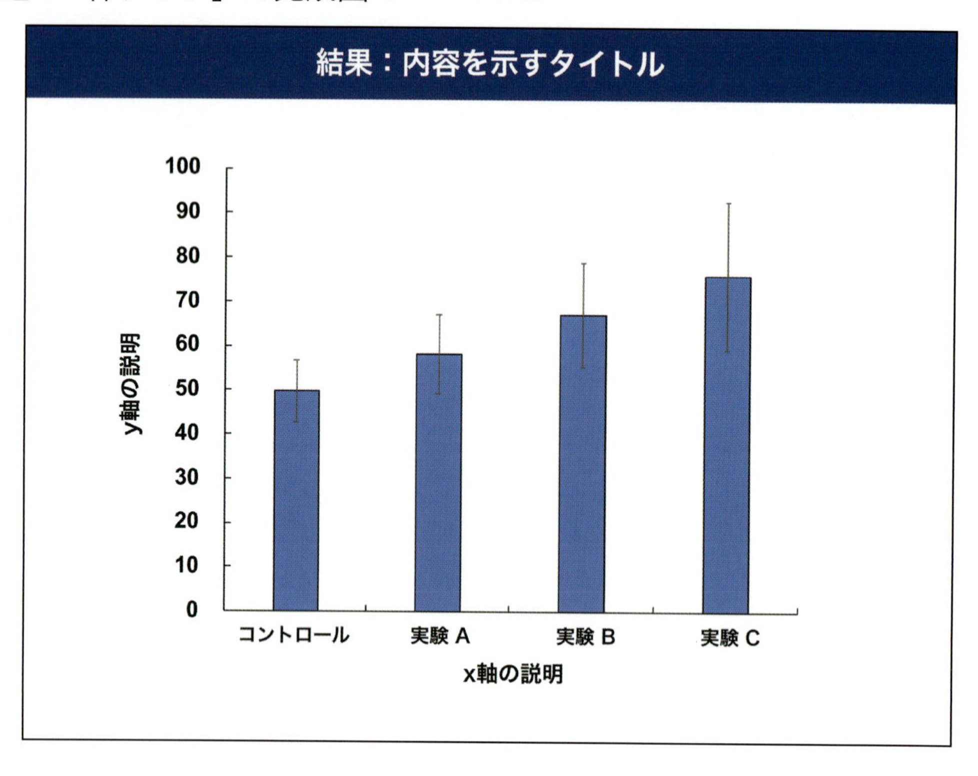

例題 2 比率の変化の「100% 積み上げ棒グラフ」完成図 (P064〜P074)

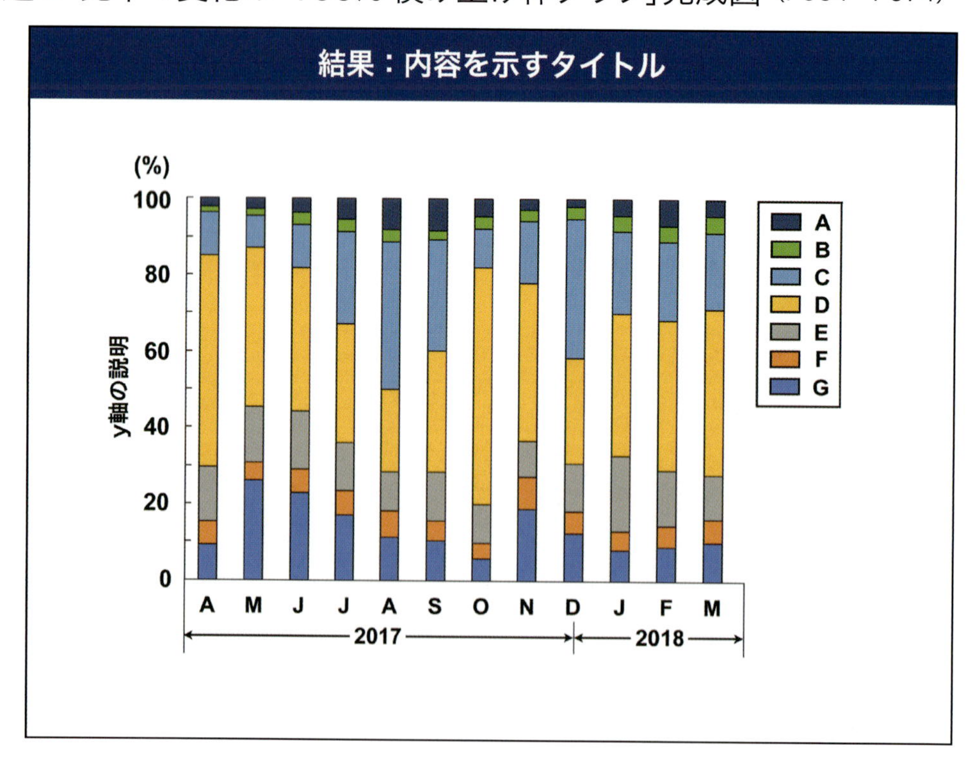

例題３「折れ線グラフ散布図（直線とマーカー）」完成図 (P075〜P083)

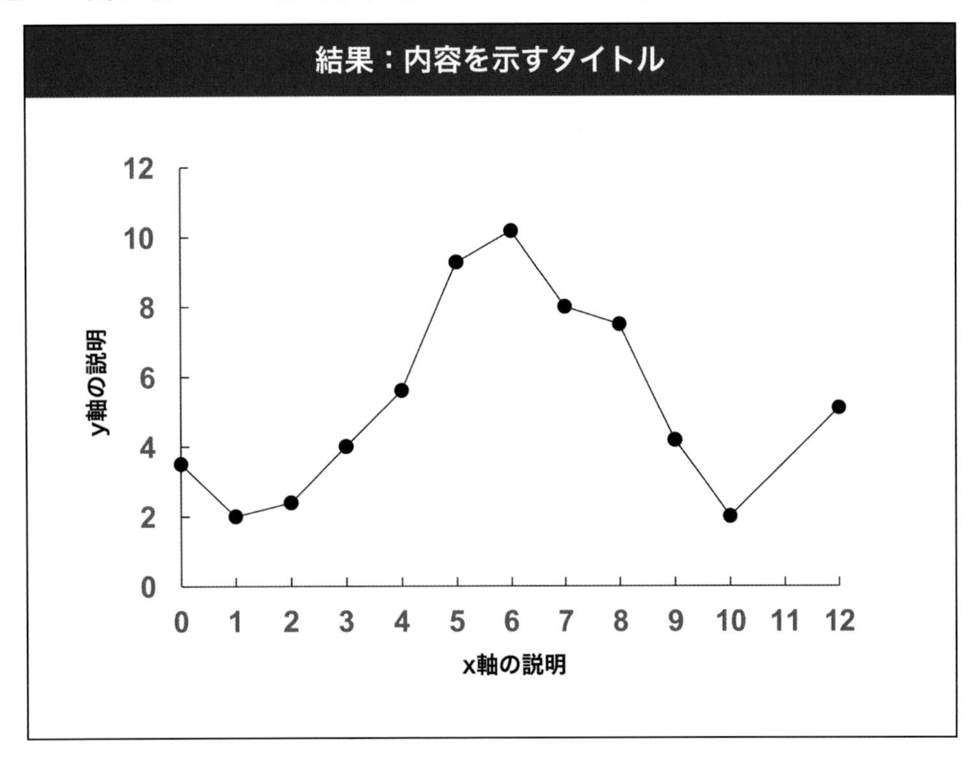

例題４「折れ線グラフ（周年変化）」完成図 (P084〜P093)

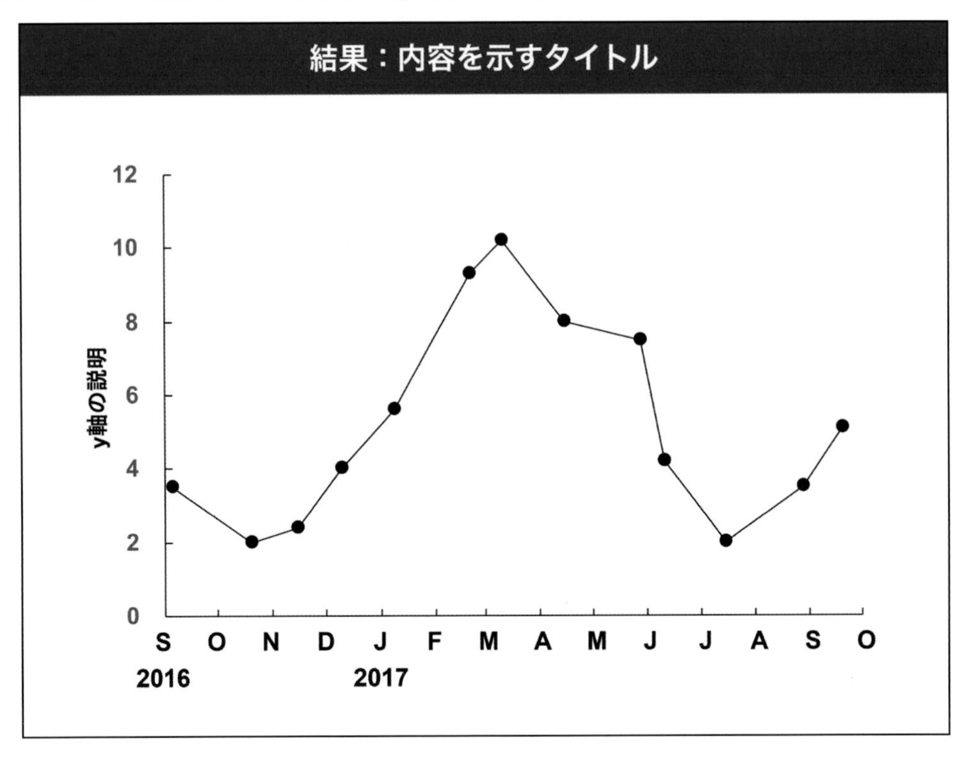

例題６ xとyの相関関係の「散布図」完成図 (P094〜P104)

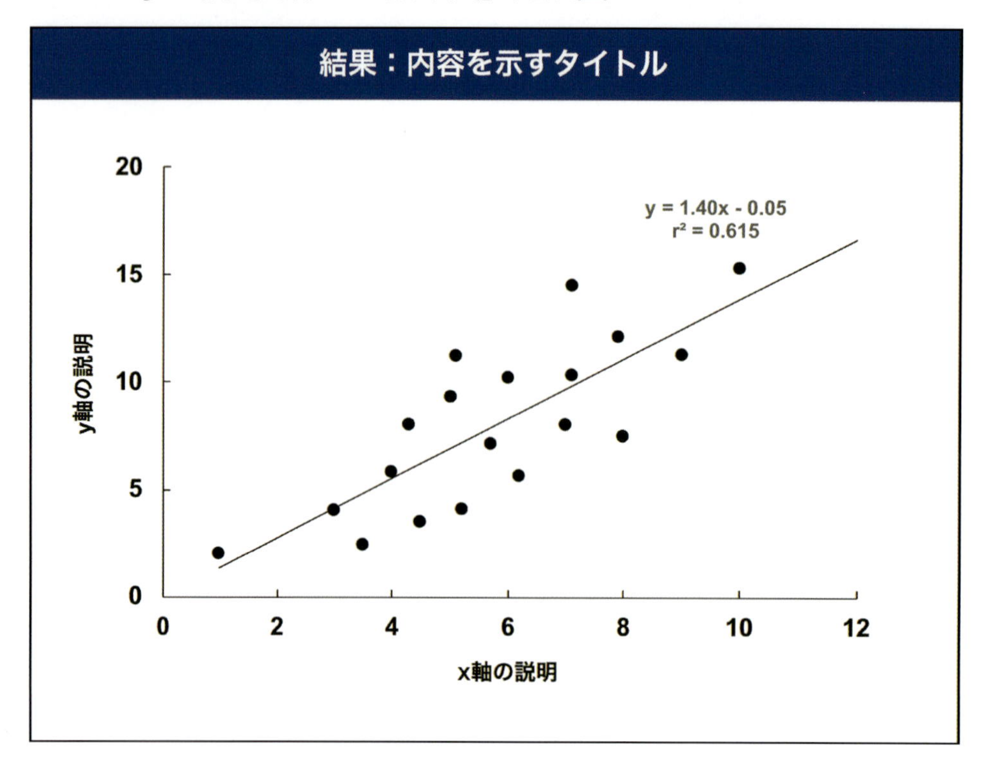

4-2. 情報 グラフと同じ色の凡例を作る［MacOSの場合］ (P074)

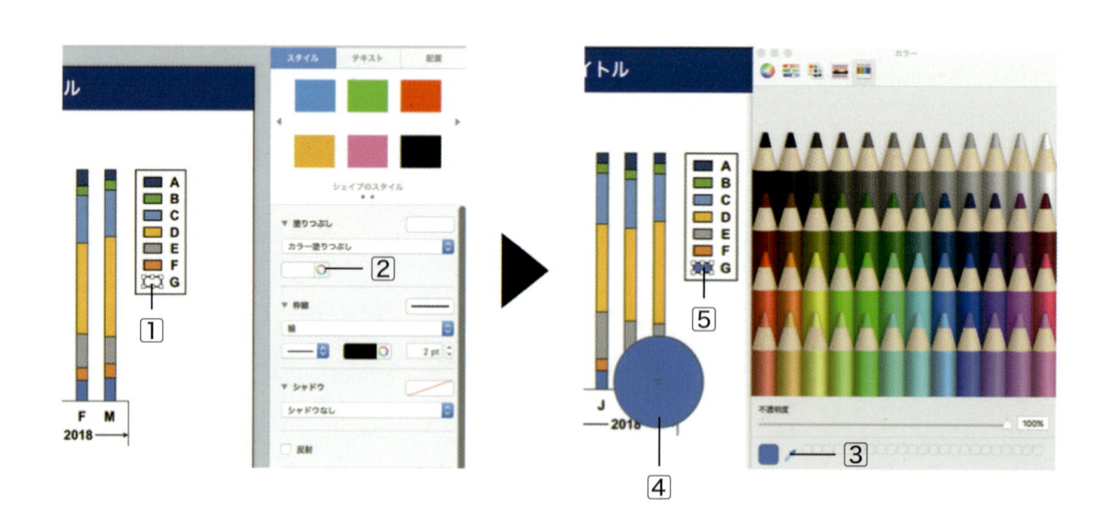

18pt　原寸

■ Arial Bold／行間 1 行

Contribution of the development of the stratifi
to the expansion of dead zone: A sedimentolo

■ MS ゴシック／行間 1 行

海水の成層構造の発達が無生物域の拡大に及ぼす
堆積物学からのアプローチ

■ MS ゴシック／行間 1.3 行

海水の成層構造の発達が無生物域の拡大に及ぼす
堆積物学からのアプローチ

■ MS ゴシック／行間 1.5 行

海水の成層構造の発達が無生物域の拡大に及ぼす
堆積物学からのアプローチ

■ヒラギノ角ゴシック／ W6　行間 1 行

海水の成層構造の発達が無生物域の拡大に及ぼす
堆積物学からのアプローチ

※本書は、2019 年 7 月時点での情報を元に執筆されています。本書に記載されているソフトウエアのバージョン、URL、製品スペックなどの情報は、すべてその原稿執筆時点のものです。執筆以降に変更されている可能性がありますのでご了承ください。
※本書は、各種プレゼンテーション用及び画像編集アプリケーション等を使用した事例を解説しておりますが、本文内の製品名およびサービス名は、一般に各開発メーカーおよびサービス提供元の登録商標または商標です。
※本書中に記載している画面イメージなどは、特定の設定に基づいた環境にて再現される一例です。ハードウエアやソフトウエアの環境によっては、必ずしも本書通りの画面にならないことがあります。あらかじめご了承ください。
※本書の出版にあたっては正確な記述につとめましたが、著者や出版社などのいずれも、本書の内容に対して何らかの保証をするものではなく、内容やサンプル使用事例に基づくいかなる運用結果に関してもいっさいの責任を負いません。
※本書では原則としてⓇ、Ⓒおよび TM マークは省略させていただいております。

わかり易いプレゼンファイルを作るスキルは研究者の生命線

研究を始めてしばらく時間が経過すると，それまでの研究の成果をわかりやすく，論理的に説明することが求められます．それは，研究室内でのセミナーや仲間内のワークショップであったり，学会やシンポジウムでの発表であったり，まったく専門分野の異なる研究者や一般市民対象の発表会や講演会であったり，様々な発表の場を，本人が希望する・しないを問わず経験することになります．なぜならば，その発表（プレゼンテーション）そのものが，研究活動の1部となっているからです．また，学生・院生時代はもちろんのこと，研究に携わる職業に就いた時，その成果を報告するためのプレゼンファイルを，日常の多忙な業務の傍らで，限られた時間に作成することが求められます．その時に，わかり易いプレゼンファイルを素早く作るスキルをもっていることは，研究の成果に応じた評価を得るための生命線となります．（穿った見方をすれば，わかり易いプレゼンテーションを行えば，その内容までよく見えてしまうことすら実際にあります．）

本書では，学会発表でわかり易いプレゼンテーションを行うために，単純にプレゼンソフトの使い方の説明に終始するのではなく，必要なハードウェア・ソフトウェアから，プレゼンテーションの全体構成，わかり易い図の作り方，その図を組み込んだスライドの作り方，適切な発表のすすめ方など，プレゼンテーションに必要な広範囲におよぶ情報とスキルを紹介します．それらを全部念頭に入れてプレゼンファイルを作成し，実際に発表することは，最初は「そんなことを言われても，とても気が回らない」と思われるかもしれません．しかしながら，「わかり易いプレゼンファイルを作る」というスキルの感覚を身につけると，今までのものは見るも耐えられないと感じるようになると思います．また，必要な作業工程が日常的なこととして一度頭に入ってしまえば，多少面倒な工程でも半ば反射運動的な作業となり，面倒に感じることはなくなります．それよりも，出来上がったスライドの仕上がりの綺麗さ・分かり易さを求めるようになっていることに，気づかれることでしょう．本書がその一助となることを願っています．

堤　裕昭

もくじ

Chapter

1

プレゼンテーション用の
スライドを作るための
3つの作業

プレゼンテーション用のスライドを作るため３つの作業

1. テキストを書き込む.
どんなフォントを使いますか？

テキスト：わかり易いスライドとは。。。

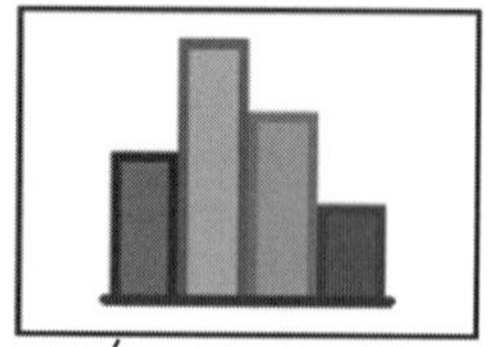

グラフ

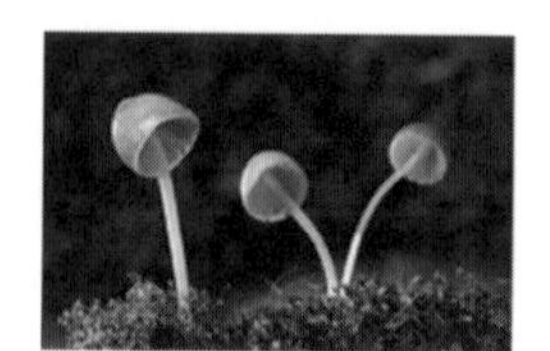

写真

2. グラフを貼り込む.
エクセルで作るグラフに磨きを, さらに, 仕上げの作業を！

3. 写真を貼り込む.
その前に, フォトショップで加工しましょう！

プレゼンテーション用のスライドを作るためには，① **テキストを書き込む**　② **グラフを貼り込む**　③ **写真を貼り込む**　という３つの作業を行います.「わかり易いプレゼンファイル」は,「見やすい」スライドを作ることがその基本にあります. この章では，見やすい「テキスト」,「グラフ」,「写真」を作るために準備することを解説します.

テキスト：スライド上のテキストが見やすいかどうかは，使うフォントの種類に大きく左右されます. どのようなフォントがプレゼン用のスライドには適しているかを考えてみましょう.

グ ラ フ：スライドに貼り込むグラフは，ほとんどの場合，エクセルで作られていると思います. でも，グラフの細部にこだわりをもって磨きを掛けましょう. さらに，仕上げの一手間を掛けましょう.

画　　像：スライドに貼り込む時に，そのまえにフォトショップで加工しておくと，さらに見やすい画像になります.

1-1. テキストを書き込む

スライドのテキストには，どのフォントを使いますか？ほとんどの方が，Windows のパソコンにも, macOS のパソコンにも用意されている「MS」書体ファミリーのフォント（MS ゴシックや MS 明朝など）を使われていると思います．学会発表の会場に用意されているパソコンにも共通にインストールされているので，これらのフォントを使用することがまず無難な選択です．しかしながら, ここで気を付けていただきたいのが, パソコンでプレゼンファイルを作成する時に，ある意味で目の錯覚に陥りやすいことです．

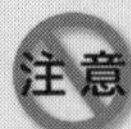

近距離で見る明朝体の文字の印象

明朝体の文字（英文では Roman 系の文字）は，パソコン画面上では一見格好良く見えます．ところが，学会の発表会場で，プロジェクターからスクリーンに投影されたこのスライドを，その会場の後方の席から見ることを想定してください．下の図はスクリーンに投影した写真です．明朝体・Roman とゴシック体で，どのように見え方が違うか、見比べてください．

明朝体・Roman系フォント

MS明朝（太字）：画面表示文字の視認試験

MS明朝（太字）：画面表示文字の視認試験

Times New Roman: Visual conformation of the screen font

Times New Roman: Visual conformation of the screen font

ゴシック系フォント

MSゴシック：画面表示文字の視認試験

MSゴシック（太字）：画面表示文字の視認試験

Arial: Visual conformation of the screen font

Arial Bold: Visual conformation of the screen font

ヒラギノ角ゴシックW6：画面表示文字の視認試験

明朝体の文字は，一見，格好良く見えるのですが，遠くから見ると太字でも細くなった部分が見づらく感じます．一方，ゴシック体の文字は字の太さが均一で，離れた所からでも明瞭に視認することができます．会場のどこからでも，聴衆に見やすいスライドを示すためには，「ゴシック系の太字のフォント」をお勧めします．

情報 **ヒラギノ角ゴシック W6** 前述のスクリーンフォントの「視認試験」で，一番下に「ヒラギノ角ゴシック W6」というフォントの例を示しました．フォントサイズは他のフォントと同じなのですが，少し大きめなフォントです．「視認試験」という漢字の細部に注目していただくと，「見やすく，遠くからもわかる」というプレゼンに適した特徴を持つ，高品質なフォントであることがお分かりいただけるでしょうか．

この書体ファミリーは字游工房がデザインし，1993 年に大日本スクリーン製造から発売され，事業は SCREEN グラフィックソリューションズが継承しています．「ヒラギノ角ゴシック W6」より 1 段階細い「ヒラギノ角ゴシック W5」は，「高速道路の標識」の和文の書体として 2010 年から採用されています．その他，公の場の案内表示板の文字にもこれらのフォントが使われている例があります．

ヒラギノ角ゴシックW5　益城熊本空港

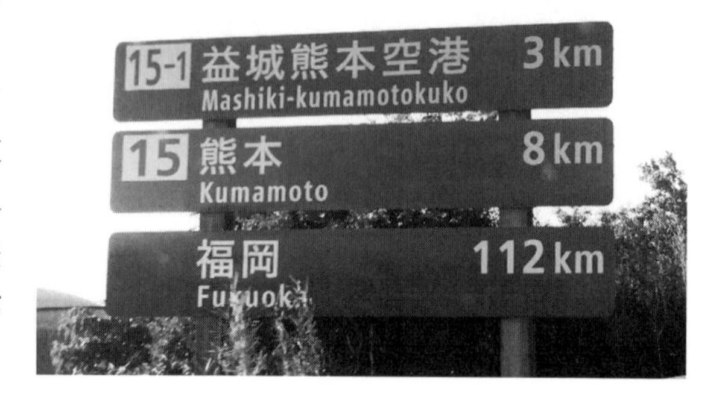

「ヒラギノ角ゴシック」は，スライドのテキスト用のフォントとして読者の皆さんにもっとも推奨したいフォントです．太さの違う W0 〜 W9 が macOS のパソコンには標準搭載されています．Windows 用のフォントは，購入してシステムにインストールすることによって，利用できるようになります．

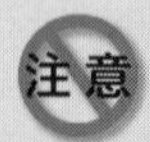

スライドのフォントに「ヒラギノ角ゴシック W6」を使用する時の注意点

「ヒラギノ角ゴシック W6」をテキストのフォントに用いてプレゼンファイルを作成した時に，学会発表や講演の会場で，Windows のパソコンしか利用できない場合は，このフォントがインストールされていないかぎり，テキストを正しく表示することができません．文字の幅が幾分細くなり，テキストの幅が変わったり，行がずれて，スライドのレイアウトが変わってしまうこともあります．そこで，Windows のパソコンを使用する条件でも，作成した時と同じようにプレゼンファイルを表示できる方法について，「第 6 章　画像化されたパワーポイントのプレゼンファイルの作り方」で解説します．

情報 **無料で使える「ヒラギノ角ゴシック」に似たフォント** Open Type フォント「Noto Sans CJK」は，「ヒラギノ角ゴシック」によく似たフォントとして知られています．5（P020）に，「Noto Sans JP Bold」と「ヒラギノ角ゴシック W6」を比較しています．和文の字体はよく似ています．このフォントは，個人利用・商用利用に関係なく，Windows，macOS いずれのパソコンでも，以下のサイトから無料でダウンロードして使用することができます．

☞ Google Noto Fonts https://www.google.com/get/noto/help/cjk/

☞ **このサイトの中から**

1 Region-specific Subset OpenType/CFF (Subset OTF) にある，「Sans-serif」の「NotoSansJP-[weight].otf」をクリックします．

2 ダイアログが表示されます．「開く（O)」をクリックします．

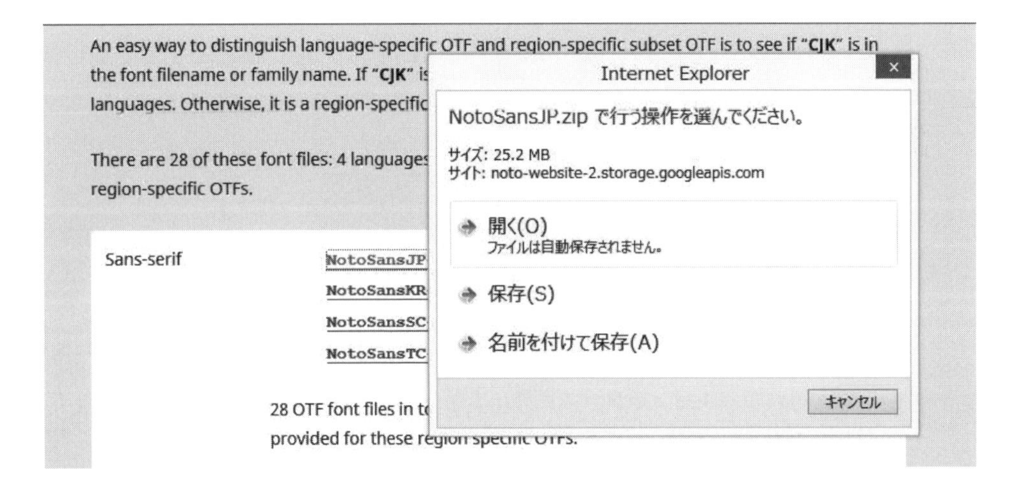

3 フォントのダウンロードが始まります．

4 フォントのダウンロードが終了すると，ダウンロードしたフォント「Sans-serif」のファイルのリストが表示されます．この中で，プレゼンソフト用フォントして必要としているのは，「NotoSansJP-Bold」という太字のフォントです．そのファイルをダブルクリックして開きます．

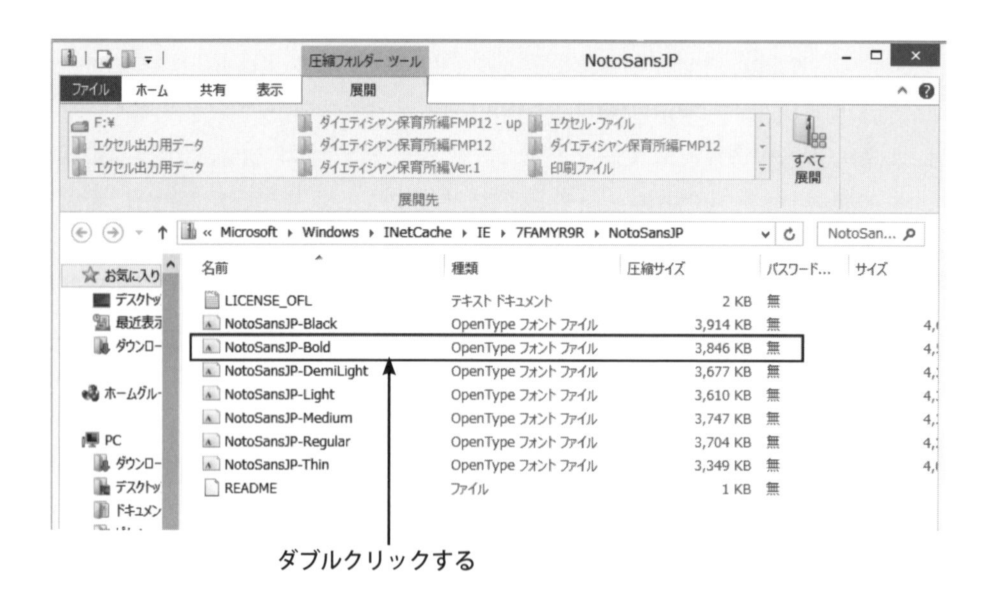

⑤ フォントの見本が表示されます．この画面の上部に「インストール」というボタンがあります．それをクリックします．

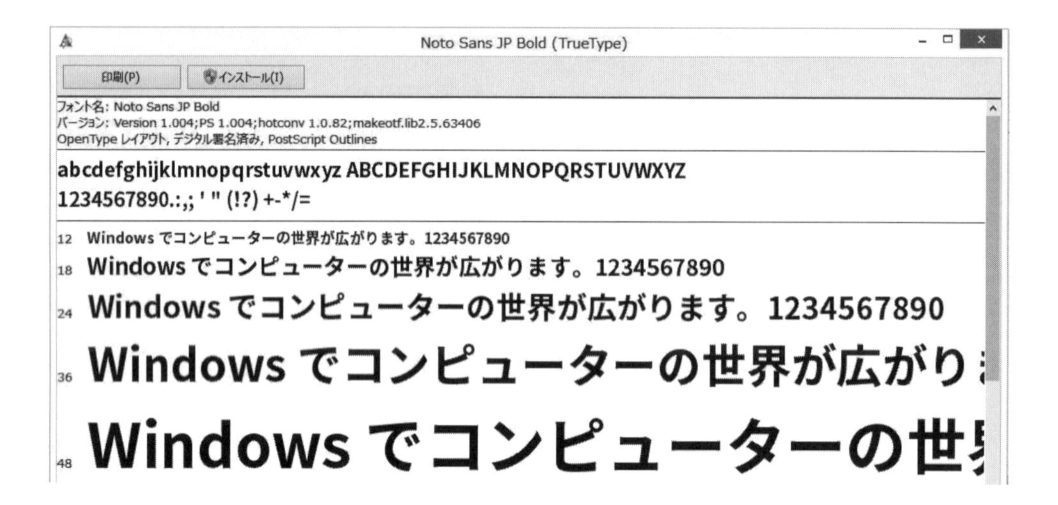

ヒラギノ角ゴシック W6

Windowsでコンピューターの世界

⑥ これで，このフォントがOSにインストールされました．

1-2. グラフを貼り込む

プレゼンではデータをまとめてグラフを作成し，それをスライドに貼り込んで説明することが多くあります．「わかり易い（＝見やすい）グラフを作る」ためには，グラフを作る2つの段階で，それぞれの作業に気を配る必要があります．

Step1　原図の作成

グラフの原図は，ほとんどの方がマイクロソフト社の「エクセル」を使って作成されていることと思います．この原図の作成段階で，作成したグラフをプレゼンソフトのスライド上に貼り込むことを前提として，可能なかぎりグラフを見やすいものにする必要があります．ただし，それには限界があります．学会の口頭発表で，エクセルで作成したグラフを，プレゼン用のスライドに貼り付けて，そのままの状態で講演されている場面に出くわすことがあります．しかしながら，多くの場合，Step1 の作業だけでは，本書の命題を達成するレベルにグラフを作り込むことができていません．

情報　**エクセルのバージョン**　本書では，Widows 版は「Office Professional 2016」，Macintosh 版は「Office 2016 for Mac」のエクセルを使用しています．

Step2　図の仕上げ

プレゼンファイルのスライド上にグラフの原図を貼り付けた後に，プレゼンソフトの作図機能を使って，仕上げの作業を施します．

「わかり易い（＝見やすい）グラフを作る」ための具体的な方法については，「第4章　スライドの作り方：グラフ」（P041〜P107）において，作成するグラフの種類別に解説します．

情報　**プレゼンソフトはパワーポイントだけではない！**　プレゼンソフトとしては，マイクロソフト社の「パワーポイント」が圧倒的なシェアを占めています．学会やシンポジウムの発表でも，多くの場合，「パワーポイント」で作成したファイルの使用が求められます．しかしながら，プレゼンソフトとしての動作が軽快で，使いやすいという点では，Apple 社の macOS のパソコンに標準搭載されているプレゼンソフト「Keynote」が優れています．macOS のパソコンをお持ちの方は，是非，一度試されることをお薦めします．本書では，両方のソフトウェアを用いて，プレゼンファイルのスライド上におけるグラフの仕上げ方を解説します（第4章参照）．また，「Keynote」で作成したプレゼンファイルを，パワーポイントのプレゼンファイルに変換して使用する方法について，「第6章　画像化されたパワーポイントのプレゼンファイルの作り方」で解説します．

1-3. 画像を貼り込む

画像をプレゼンソフトのスライドに貼り込んで使用する時，撮影したそのままの画像では見づらいことが少なくありません．目標物を画面の中心付近にうまく捉えているか？　その大きさが適切か？　たとえそれらの条件を満たしていたとしても，そもそも生の写真は，明るさやコントラスト，色相・色調などを調整する必要があります．そこで，見やすい写真に仕上げるためには，プレゼンソフトのスライド上に貼り込む前に，次の２つの画像処理の作業が必要です．

作業1 トリミング → 画像の中から重要な部分を切り出して，クローズアップします．
作業2 明るさやコントラスト，色相･色調の調整 → 画像が見やすくなるように調整します．

デジタルカメラで撮影した写真を，作業１および作業２の画像処理で加工した例を示します．プレゼンテーションに用いるにはほど遠い原画像でも，加工次第では見やすくなります．これらの作業については，「第５章　スライドの作り方：画像」（P109～P132）で解説します．

作業 1. トリミング　　**作業 2. 明るさ・コントラストの調整**

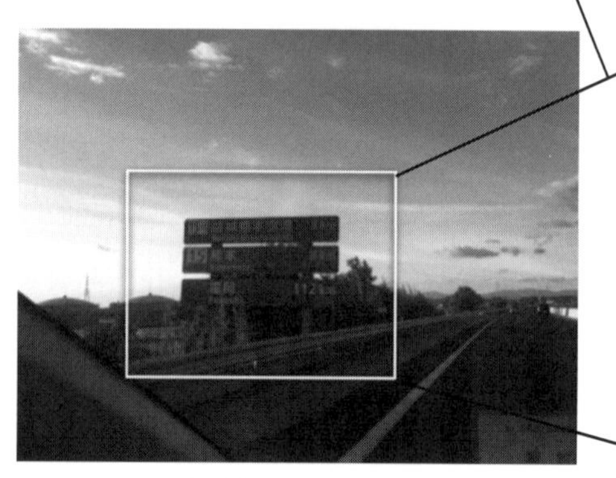

撮影した原画像

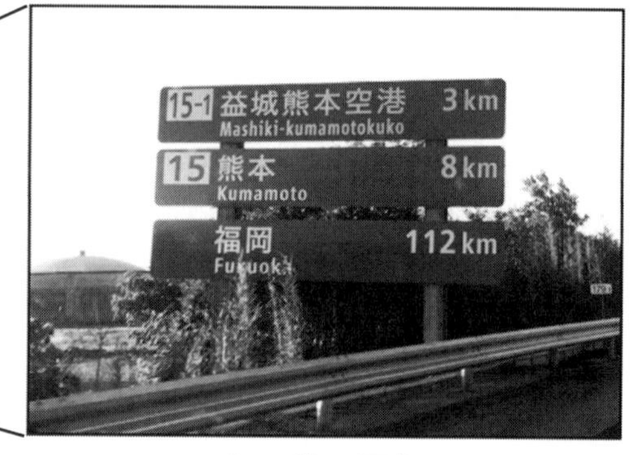

加工後の画像

（口絵 P004 にカラー画像あり）

注意 プレゼンテーションでは画像が暗めになる

多くのプレゼンテーションでは，プロジェクターからスクリーン上にプレゼンソフトのスライドを投影します．この場合，パソコンでプレゼンファイルを作成している時の画面のイメージより暗めになり，思っていたより見づらく映ることが少なくありません．その点を見越して，プレゼンファイルの作成時には，画像を明るめに加工しておくことをお勧めします．

情報 **画像の加工にはフォトショップ**　画像処理には，アドビ社の「フォトショップ」を用いるのが定番です．このソフトウェアは本職のグラフィックデザイナーも重用するソフトウェアなので，これを使いこなすのは難しいと思われるかもしれません．しかしながら，実際には，プレゼンファイルを作成するために使い方を覚える部分は，フォトショップの多彩な機能のごく1部にしかすぎません．その方法は，「5-1. 画像のトリミング，Adobe Photoshop の場合」（P111）で解説します。

フォトショップはアドビ社の以下のサイトから購入して利用します．個人の利用料金は2,180円/月，学生・教職員は980円/月です．（2019年7月現在）

☞ https://www.adobe.com/jp/creativecloud/plans.html?single_app=photoshop

情報 **画像の加工はOS付属のソフトウエアで行うこともできます。**

[作業1：トリミング]

Windowsでは「ペイント」，macOSでは「プレビュー」という付属のソフトウエアで行うことができます．それぞれ，「5-1. 画像のトリミング」の「Windows・ペイントの場合」（P113），「macOS・プレビューの場合」（P117）で解説します．

[作業2：明るさやコントラスト，色相・色調の調整]

macOSに付属されている「プレビュー」には，画像の明るさやコントラストを調整する機能も含まれています．「5–2. 画像の補正」の「macOS・プレビューを用いる場合」（P123）で解説します．

1-4. パソコンは使いやすいノート型

本書の命題である「わかり易い（= 見やすい）プレゼンファイルを作る」という目的からは，少し視点が異なることですが，プレゼンファイルの作成を効率的に行うためには，使用するパソコンにもこだわる必要があります．

パソコン選びの裏事情

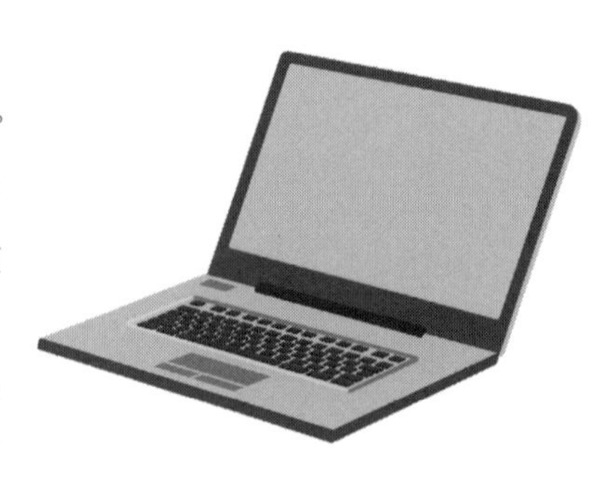

研究室の机上でデスクトップ型のパソコンを用いたプレゼンファイルの作成では，大きな操作性の違いを感じることはないかもしれませんが，職を得ると，日常の業務に追われつつ，様々なプレゼンの機会をこなしていく日々となります．決して褒められたことではありませんが，発表先が遠くにある場合，その場所までの移動中にプレゼンソフトを作成したり，仕上げを行う機会が頻繁に生じます．このような場合，列車や飛行機の中で，または乗り継ぎの待合室で，ノート型パソコンを開いて作業を行うことになります（私はよくやっています）．

このような事情を抱える方には，次のような条件がパソコンに求められます．

1．ノート型パソコンで，幅が肩幅より小さく収まるサイズであること．肩幅を超えると，隣の席にパソコンや自分の腕がはみ出すので，作業が困難となります．13インチ程度のモニターを備えたパソコンが，小さからず，大きからず，適当なサイズになります．
2．マウスは使えないので，トラックパッド上に置いた指の動きだけでカーソルを軽快に動かし，プレゼンソフトのスライド画面上のテキストボックス，図形の移動や拡大・縮小などの操作をスムースにできること．
3．パソコンのバッテリー駆動時間が7～8時間程度は確保できること．
4．パソコン画面が見やすいこと．私が使用しているノート型パソコンは，モニターが高解像度仕様のRetina displayなので，とても見やすく感じます．

Chapter 2

プレゼンファイルの全体構成

15分の発表時間を想定したプレゼンファイルの全体構成

プレゼンテーションで割り当てられる時間は，多くの場合，学会の口頭発表では 10〜15 分，シンポジウムでも 20〜30 分程度に限られます．この時間内で自分の研究成果をいかにうまく伝えるか？やもすると，あれも話したい，これも話したいという誘惑に駆られるのですが，この時間内にすべてを伝えることは物理的に不可能なので，バッサリと割り切る必要があります．ここでは，学会発表でもっとも一般的な 15 分の発表時間を想定して，プレゼンファイルの全体構成を解説します．

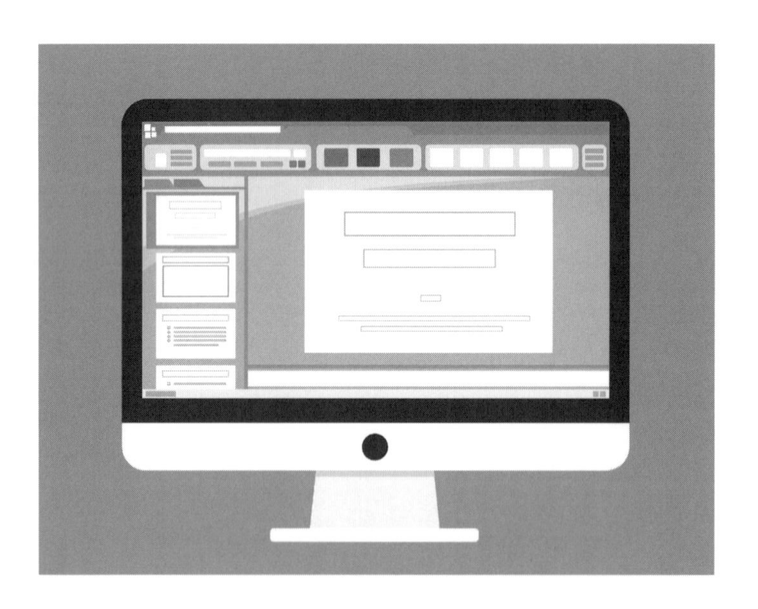

2-1. スライドのコマ数

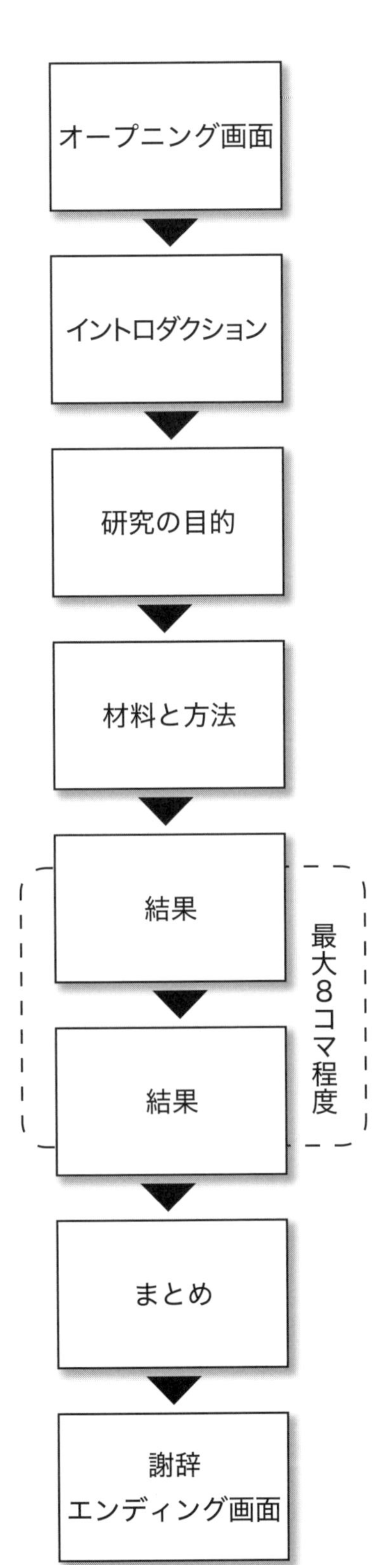

15 分の発表時間を割り当てられた場合，質問時間が 3 分程度含まれています．実際の発表可能な時間は 12 分となります．実際に説明するスライドのコマ数は，「発表時間 1 分あたり 1 コマ」が目安となります．したがって，「オープニング画面」および「エンディング画面」を除いて，全部で 12 コマ程度が合計のスライドの枚数となります．それを左の図のような流れで配置します．

「イントロダクション」,「研究の目的」,「材料と方法」,「まとめ」に，それぞれ少なくとも 1 コマのスライドは必要になるので，「結果」として研究で得たデータを示すことができるコマ数は，最大で 8 コマ程度になります．合計のコマの数が 14 コマを超えることは，極力避けて下さい．

研究心の誘惑に負けた時

左の図に示すスライドのコマ数の構成例から大きく逸脱し，総コマ数を 20 コマくらいまで増やして発表したことは，私自身も何度か経験があります．これは研究心がもたらす誘惑です！

研究に熱が入っているほど，このような「**悪魔の誘惑**」に駆られて，ついスライドのコマ数を絞りきれずに増やしてしまうことがあります．「写真だったら説明に時間がかからないだろう」という甘い気持ちも，ついよぎってしまいますが，1 枚の写真の説明でも 20 秒や 30 秒はかかります．このような甘い誘惑に駆られた時は，時間内に発表を終えるために早口になり，提示する情報も多すぎて，聴衆の理解が追いつかなくても説明を先に進めるしかありません．「発表時間を超過するという大罪」を犯すわけにはいきません．何とか発表を終えた時，必ず後悔と未達成感が待っています．

情報 **説明の速度は 1 分間で 300 文字**　アナウンサーがニュースの原稿を読む速度です．発表を聞く側が気持ちよく聞くことができて，理解しやすい速度でもあります．発表原稿を作るときには，言葉を選び，簡潔な説明で必要な内容が伝わるように，心がけましょう．決して，早口でまくしたててはいけません．

2-2. 各パートで気を付けること

イントロダクション

ステージに立って，今から 15 分間があなたに与えられた時間です．会場には，多い場合には数百人の聴衆が「あなたの研究発表」のために集まっています．そのステージの上で，あなたの作ったスライドと説明を通して，あなたの研究成果の素晴らしさを伝えることができるかどうか，という場面に直面します．

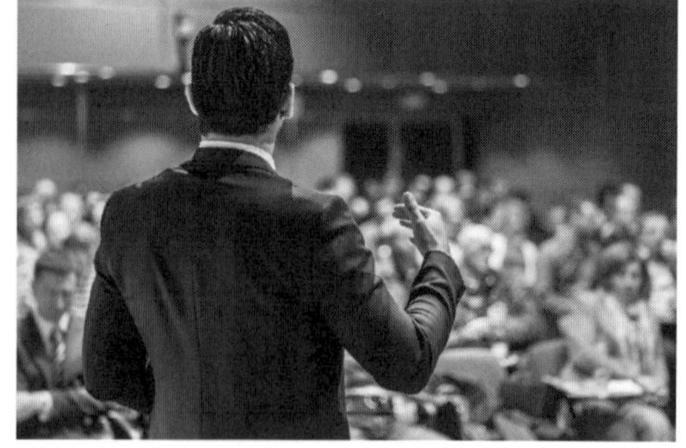

最初の２分（最初の３コマのスライド）が，これからの残り十数分間の聴衆の関心を引き続けることができるかを決します．「掴みの２分間」です．発表でもっとも緊張する時間帯です．その掴みで，聴衆がこちらに身を乗り出して聴いてもらえるように，もっとも見栄えに気を付けて，スライドを作成する必要があります．

[イントロダクションのスライドに求められる内容]

■あなたの研究テーマに関して，これまでの研究でどのようなことがわかってきたのかについて概説します．過去の研究例に関しては，研究発表者と発表年を示しておいた方が，専門分野の同じ聴衆にはより明確に意味が伝わります．

■あなたの研究テーマに関して，どのような未解明な課題が残されているかについて説明します．

研究の目的

イントロダクションで説明した「研究の未解明な課題」を受けて，その課題を明らかにするために，この研究では，

▷どのような新しい視点や方法でアプローチしたのか？

▷そのアプローチを通して，どのようなデータを収集し，それらをどのように分析（解析）したのか？

▷得られた結果より，「どのようなことを明らかにし，どのようなことについて考察するのか？」について，説明します．

材料と方法

「研究の目的」で説明した「未解明な課題」を明らかにするために，発表者が用いた調査

や分析（解析）の方法，ならびに使用した機材や試料（資料）について，それらの概要を説明します．

結果と考察

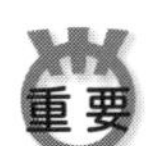

説明の順番 「材料と方法」で説明した順に結果を説明する．

「材料と方法」で説明した実験や調査，得られたデータの解析方法などの順番に沿って，それらの結果を報告します．ここで説明の順番を変えると，聴衆は混乱します．

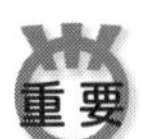

発表できる結果の量 結果のスライドのコマ数は 8 コマまで！

15 分間の発表で結果を示すことができるスライドのコマ数は，最大 8 コマ程度です．そのコマ数で示すことができるデータを先に選ぶと，自ずと発表の全体像が見えてきます．優先順位を付けて，数あるデータの中から，限られた時間の中で何を示すべきかを考えます．

結果に対する考察

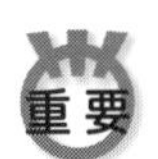

結果の説明と考察を同時に行う

研究成果を論文として発表する場合は，まず結果を先に説明して，その結果を受けて考察を述べることが一般的です．ところが，口頭発表では，発表者と聴衆の両者が共有できるのは，説明の瞬間しかありません．今，プロジェクターの画面に示された結果に関して，それらにどのような意味があり，どのような結論や可能性が導き出されるのかについて，その場で発表者としての考察を述べる必要があります．

まとめ

最後に，必ず研究結果のまとめを示します．結局のところ，この研究を通して何がわかったのか，どのようなことが考えられるのか，ということを，聴衆に再確認してもらう時間帯です．口頭発表では，各スライドのコマがプロジェクターに投影されている時しか，聴衆に内容を示すことができません．前に示したスライドの内容はすでに記憶が定かではなくなっていることすら，ありえます．この「まとめ」を通して，この研究で結局何が明らかになったのかを覚えて帰ってもらう，「締めのスライド」となります．極端な話し，このまとめだけは覚えて欲しいというスライドになりますので，単なる結果の要約のテキストに止まらないで，一工夫を凝らす必要があります．

謝　辞

この研究を遂行するにあたって，研究に協力していただいた方々，重要なアドバイスや批評をいただいた方々，研究資金の提供を受けていることがあれば，その提供先についての情報を示し，それぞれに対しての謝意を述べます．

質問時間

もし，割り当てられた発表時間を全部自身の発表に使ってしまうと，座長は「発表時間が来ておりますので，ご質問は後ほど個別に行ってください．」という趣旨の発言をして，次の講演に移ることになります．そうなると，質問を受けて，それに答えることを通して，発表内容についての理解を聴衆と深め合う機会や，貴重なアドバイスや批評を得る機会を逃すことになります．

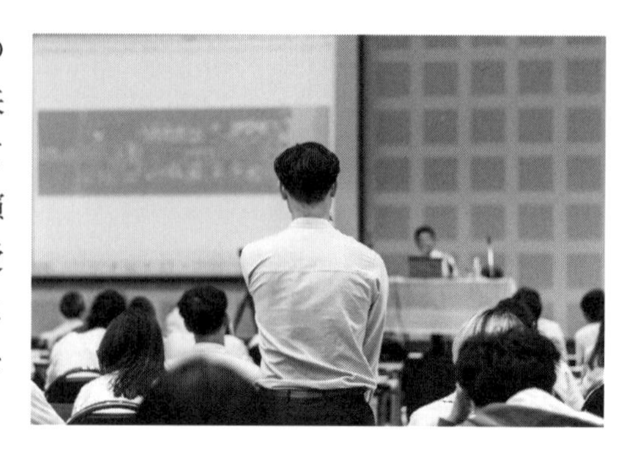

重要　質問時間は必ず残すようにすべし！　すべてを発表する必要はない！

発表内容を示したいことの８～９割程度に控えて，敢えて言い残した部分に質問が来るように仕向けるという作戦を取ることを勧めます．

効果1　できる研究者ほど，そこが知りたくなり，関心を持たせることができます．発表が終了すると，座長が聴衆に対して質問がないかを聞いてきますが，関心を持った方は積極的に質問してきてくれます．誰も質問しないシーンとした時間が流れるのは，発表者にとって辛いものです．

効果2　その言い残した部分に対する想定問答を用意しておきます．「待っていました！」とばかりに的確に答えることができれば，発表した研究内容や発表者自身の研究能力に対して，好印象を与えることができます．

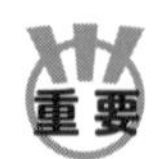

質問への返答はポジティブに！

質問を受けた時に，「研究を始めたばかりなので，まだわかりません（知りません）」というような自己否定のような返答を聞くことがよくあります．これは禁句です．決して否定形で答えてはいけません．研究はどこまで行っても未解明な部分が必ず残ります．答えは，肯定形で返します．例えば、「その点は未解明な部分として注目しています」，「その点は今後の重要な課題の一つとして考えています」など，ものは言いようです．

Chapter
3

スライドの作り方
テキスト

テキストの作り方・見せ方で差をつけよう

この章では，見やすい・わかりやすいスライドを作るために，スライド上の「テキスト」の作り方や書き方について，その基礎的な知識やテクニックを解説します.

3つの重要なポイント

1. どんなフォントを使うといいのか？（3-1，3-2）

2. テキストをどのように設定したらいいのか？（3-3）

3. テキストをどのように見せたらいいのか？（3-4）

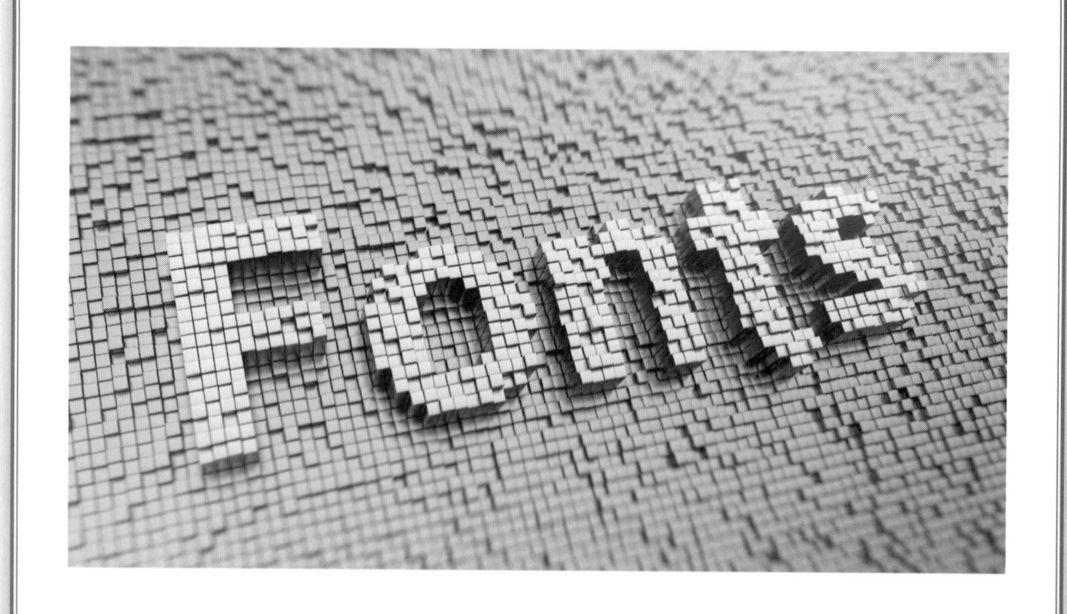

3-1. ゴシック体のフォントを使う！

「第1章　プレゼンテーション用のスライドを作るための3つの作業」の「1-1. テキストを書き込む.」で紹介したように（P017），画数の多い複雑な文字の例文をヒラギノ角ゴシックW6，MSゴシック（太字），MSゴシック，MS明朝（太字），MS明朝で示します．これはプロジェクターでスクリーンに投影した文字を撮影したものです．このページを少し離して見て下さい．どのフォントがもっとも明瞭にみえるでしょうか？

MS明朝（太字）	画面表示文字の視認試験
MS明朝（太字）	画面表示文字の視認試験
Times New Roman	Visual conformation of the screen font
MSゴシック	画面表示文字の視認試験
MSゴシック（太字）	画面表示文字の視認試験
ヒラギノ角ゴシックW6	画面表示文字の視認試験
Arial Bold	Visual conformation of the screen font

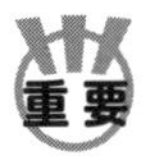

パソコンでプレゼンファイルを作る時の錯覚

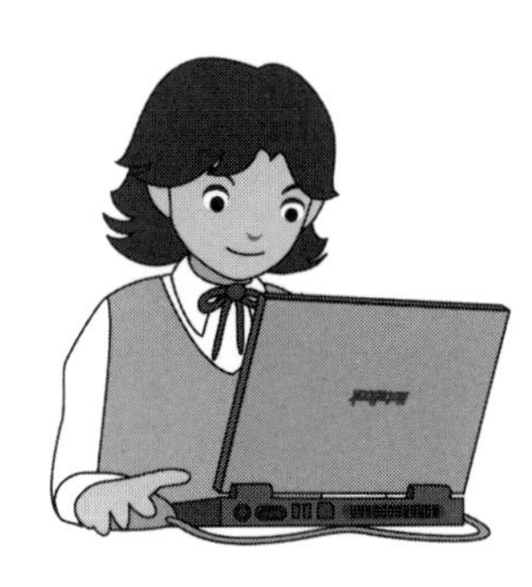

パソコンの画面上でプレゼンテーション用のスライドを作成する時に，気を付けていただきたいことが，作成者の眼とパソコン画面の位置が30㎝程度しか離れていないことによる錯覚です．この状態を実際の学会発表の会場にたとえると，スクリーンに投影されたスライドを，会場の最前列で見ているようなものです．細かい図や文字のスライドでも，それなりにわかり易く見えてしまうという錯覚に陥りがちです．

発表会場の後方の席に座っている方にも，「見やすいスライド」を作成することを前提として，スライドを作成してください．

3-2. 18ポイント以上のフォントを使う！

パソコンの画面上でプレゼンテーション用のファイルを作成する時と，発表会場でプロジェクターを使ってスライドを投影する時では，画像の大きさがまるで違います．また，投影されるスクリーンの大きさもまちまちです．パソコンでプレゼンテーション用のファイルを作成するとき，一体，どのくらいの大きさのフォントを使ったら良いのかと，戸惑われることがあると思います．私はこれまでの経験に基づいて，パソコン画面のプレゼンソフト上では，**「18ポイントが最小のフォントサイズ」**と決めています．会場の大きさがいろいろ変わっても，このフォントサイズであれば，小さすぎて見にくくなることはまずありません．

3-3. テキストの行間を広げる！

学会の研究発表でしばしば目にするのが，スライドのテキストが行間1行で示されていることです．

Arial Bold 行間1行	**Contribution of the development of the stratification of water to the expansion of dead zone: A sedimentological approach**
MSゴシック太字 行間1行	**海水の成層構造の発達が無生物域の拡大に及ぼす影響： 堆積物学からのアプローチ**

MSゴシック太字 行間 26pt, 1.3行	**海水の成層構造の発達が無生物域の拡大に及ぼす影響： 堆積物学からのアプローチ**
MSゴシック太字 行間 32pt, 1.5行	**海水の成層構造の発達が無生物域の拡大に及ぼす影響： 堆積物学からのアプローチ**

注）テキストの文字が 18pt の場合

ここに，英文と邦文をスライド上に示した時の特徴を見ることができます．アルファベットの文章では行間1行でも，それほど行間が詰まったようには見えません．一方，邦文の場合は，漢字という複雑な構造の文字が混じっていることで，行間1行では見づらく感じます．邦文のテキストをスライド上で示す時には，行間を1.3行～1.5行が適当です．

テキストの行間の広げ方 【Windows・パワーポイント】

■行間 1.5 行の設定

① 対象となるテキストボックスをクリックして選びます.
② 画面上部のメニューから,「ホーム」をクリックして選びます.
③ 行間のボタンを押すと，行間を選択するプルダウンメニューが表示されます.
④「行間のプルダウンメニュー」から,「1.5」を選びます.
⑤ 行間が 1.5 行に広がります.

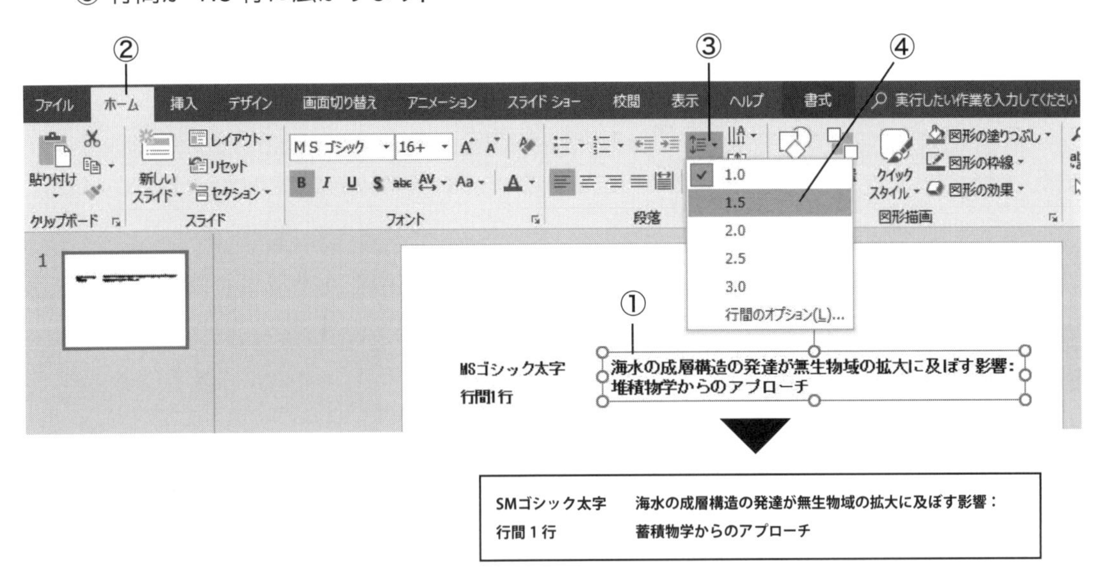

■行間 1.3 行の設定

①〜③ は上述の通りです.
④「行間のプルダウンメニュー」から,「行間のオプション」を選びます.

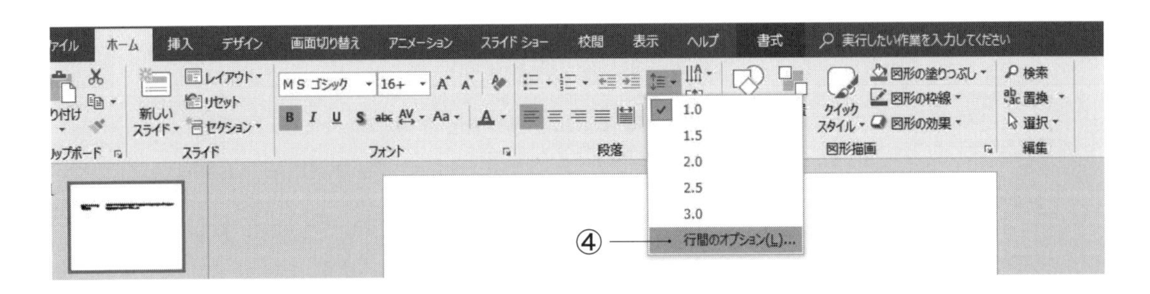

⑤「段落」というダイアログボックスが表示されます.「行間」のメニュー「固定値」を選択します.（行間 1.3 行という選択肢はありません.）

⑥ 18pt の文字の場合，行間 1.3 行は，固定値ではだいたい「26 pt」に相当します．間隔に「26pt」を入力します．

⑦「OK」を押します．

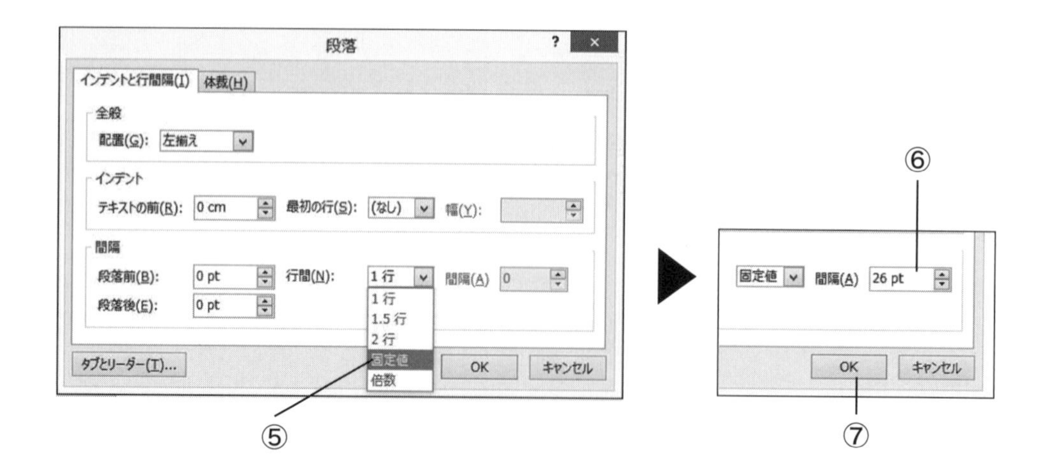

テキストの行間の広げ方【Macintosh・Keynote】

Keynote では，文字や行間の設定が，次の点でパワーポイントの場合と異なります．

1. MS ゴシック：太字を設定しても，太字になりません．
2. ヒラギノ角ゴシック W6：行間 1 行で，MS ゴシックの場合の行間 1.3 行程度に相当する行間が設定されます．

注） Macintosh 上のパワーポイントでは，MS ゴシックと同じ行間が設定されます．

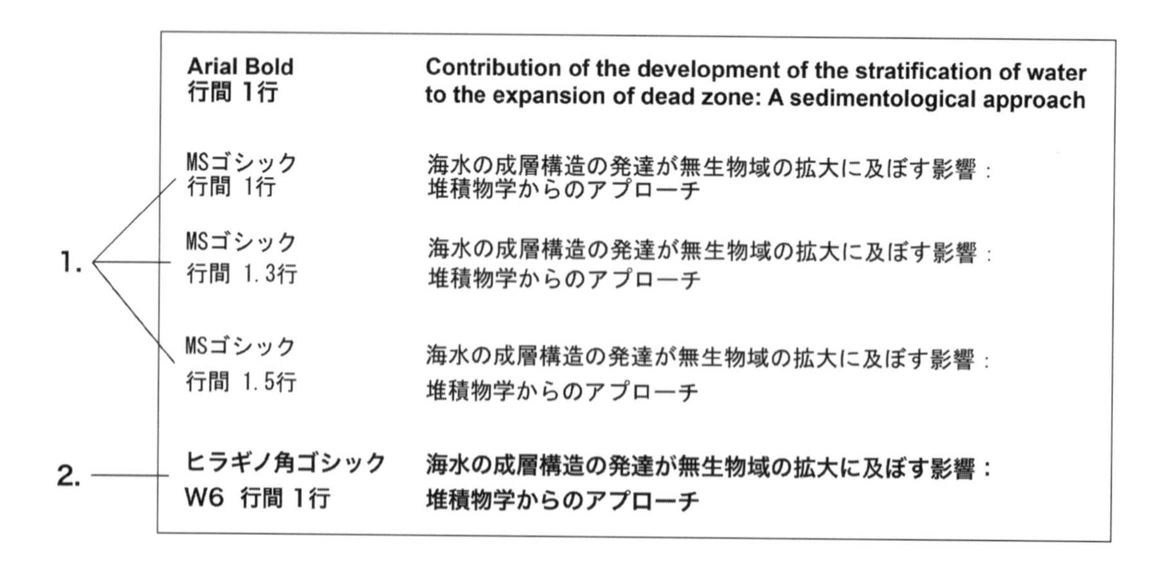

■「ヒラギノ角ゴシック W6」のテキストの行間を広げる設定

① 対象となるテキストボックスをクリックして選びます.
② 画面右側のインスペクタから「テキスト」を選びます.
③「間隔」で「行」を選びます.
④「1.2」または「1.5」を選びます.

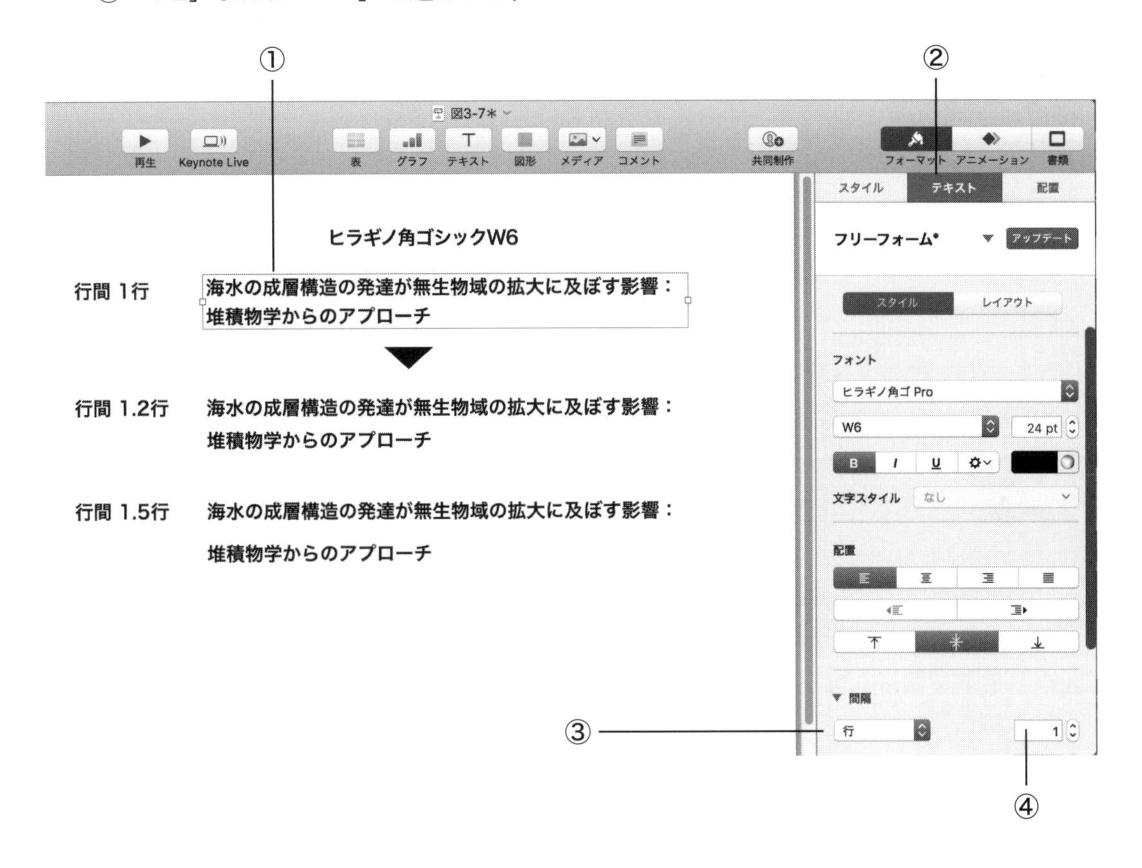

3-4. テキストは見せる！

学会発表などのプレゼンテーションでよく見かけるテキストのパターンを，２つの例題で紹介します．これらの例題では，聴衆はテキストを目で読んで理解することになります．

私が強調したいのは，プレゼンテーションでは，**「テキストと言えども見せるもの」**ということです．聴衆に読ませるものではありません．邦文は表意文字の漢字と表音文字のひらがな・カタカタの組み合わせから構成されます．漢字の持つ概念は，その漢字を知っている方は一目で瞬間的に理解できます．簡潔な文章であれば，聴衆はそのテキストを見ることで，その内容を瞬間的に把握することが可能になります．以下に，それぞれの例題について，「テキストを見せる」ための修正案を示します．

例題 ❶

1970年代のようなアサリの高密度個体群が，なぜ調査地の干潟に形成されな
い状態が続いているのか？　調査結果の解析から，その原因にアプローチする．

２行の短い文章ですが，プレゼンテーションのスライドでよく見かける２つの特徴があります．

1. 聴衆は文章の内容を理解するために，テキストを目で追うことになります．
2. １行目の最後が「○○○形成されな」と，音節を無視して改行され，２行目が「い状態○○○」で始まります．１行目と２行目のテキストの長さはほぼ同一となりますが，区切る箇所が悪く，読むのに違和感があります．

▶修正案１

1970年代のようなアサリの高密度個体群が，なぜ調査地の干潟に形成されない
状態が続いているのか？　調査結果の解析から，その原因にアプローチする．

１行目を「○○○形成されない」と，音節の区切りにしたがって１文字だけ改行の箇所を後に移しました．わずか１文字の違いですが，テキストを見た時の違和感が少なくなります．

▶修正案２

1970年代のようなアサリの高密度個体群が，
なぜ調査地の干潟に形成されない状態が続いているのか？
▼
調査結果の解析から，その原因にアプローチする．

文章を主語の句で改行し，述語の句と一目で区別できるようにしました．また，疑問の提示に対して，研究のアクションにあたる部分を別の行に置き，その間に矢印を挿入して，疑問の提示に対するアクションという研究の動きを表現しました．このように，テキストに視覚的な効果を加えて加工すると，テキストをほとんど読まなくても，視覚的に内容を把握できるようになります．

例題 2

ヤマトシジミは河口域の環境をどのように利用して棲息している種であるかを明らかにするとともに，その個体群が現在どのような問題に直面しているかを考察する．

この文章でも，例題 1 と同じように 1 行目が「○○○明ら」で改行されています．しかしながら，区切りの良いところを探すと，「○○○明らかにするとともに，」までを表示することになり，文字のフォントを小さくしないと，スライドの横幅をはみ出してしまいます．

▶修正案 1

ヤマトシジミは河口域環境をどのように利用して棲息する種であるかを明らかにし， その個体群が現在どのような問題に直面しているかを考察する．

修正の方針として，「スライド上のテキストは 1 文字でも少なく」ということを念頭に置いてください．聴衆に提示する情報は最小化すると，その分，内容の把握が早くなります．修正案ではテキストを簡潔な表現に変更することにより，区切りのよいところで改行することができて，目で読むとしても抵抗感が軽減されます．

▶修正案 2

ヤマトシジミは河口域環境をどのように利用して棲息する種であるか？ 1. その生態を解明する． 2. 現在,その個体群がどのような問題に直面しているかを考察する．

テキストの修正に，視覚的な効果を加えました．1 行目の研究すべき課題の提示に対して，この研究で 2 つのことを行ったことを，1 目で理解することができます．

Chapter

4

スライドの作り方
グラフ

ひと目でわかるグラフを作る技

研究発表のプレゼンテーションでは，研究で得られたデータをグラフにまとめて説明することは必須のことです．いかに見やすく，わかり易いグラフを作るかが，プレゼン用のスライドを作るために求められる基本的な技術の１つです．

本章では，そのグラフを作るための２つの工程**〈Step1：原図の作成〉**，**〈Step2：図の仕上げ〉**について，使用頻度の高い代表的な４種類のグラフ（棒グラフ，100％積み上げグラフ，折れ線グラフ，散布図）の例を使って説明します．

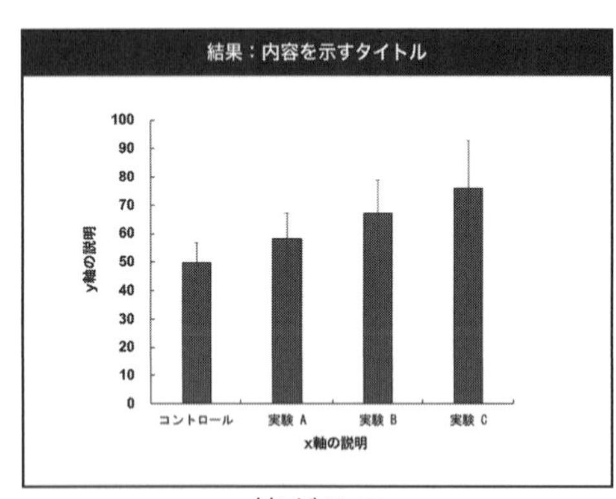

棒グラフ

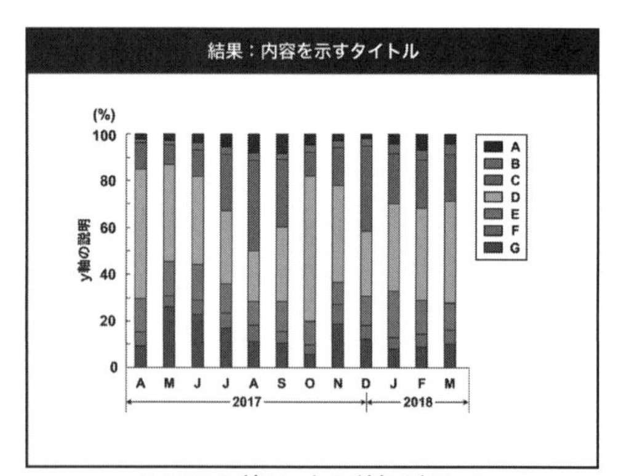

100% 積み上げ棒グラフ

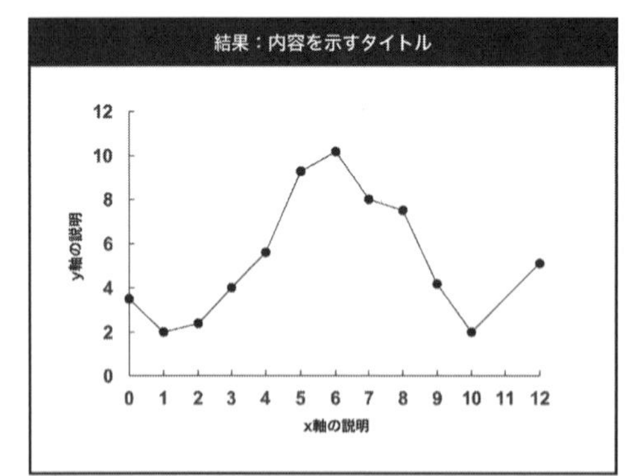

折れ線グラフ／散布図(直線とマーカー)

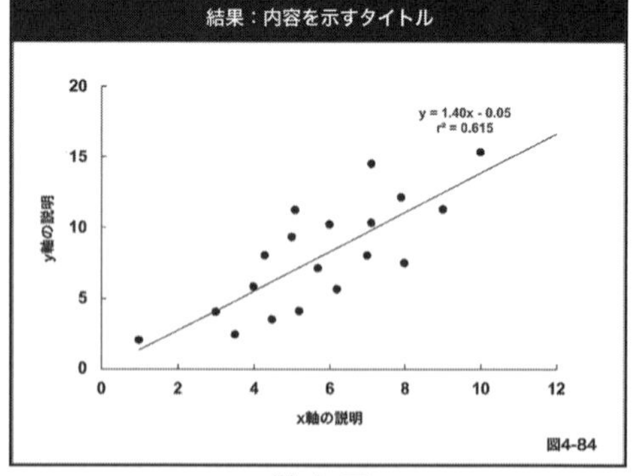

散布図

4-1. グラフの基本「棒グラフ」のスライドを作る

もっとも作成する頻度の高いのが「棒グラフ」です．例題を通して，グラフを用いたスライドの作成のテクニックを紹介します．

Step 1 原図の作成

1）例題 1 のデータをエクセルのシートに入力します．

例題 1

データ	コントロール	実験 A	実験 B	実験 C
1	58	56	83	96
2	44	50	54	110
3	44	50	73	67
4	60	55	79	74
5	48	52	73	58
6	52	59	79	66
7	37	72	54	68
8	49	63	51	89
9	50	74	62	63
10	55	50	62	69
平均値	49.7	58.1	67.0	76.0
標準偏差	7.0	8.9	11.8	16.7

2）棒グラフを作成します．

① キーボード左下の Windows は「Ctrl キー」，Macintosh は「command キー」を押しながら，項目名と平均値のセルの範囲をカーソルで指定します．

② エクセル画面上部のメニューから，「挿入」をクリックして選びます．

③「グラフ」のメニューから「縦棒」をクリックします．

④「縦棒」のグラフのメニューが表示されます．2-D 縦棒の「集合縦棒」をクリックして選びます．

【Windows】

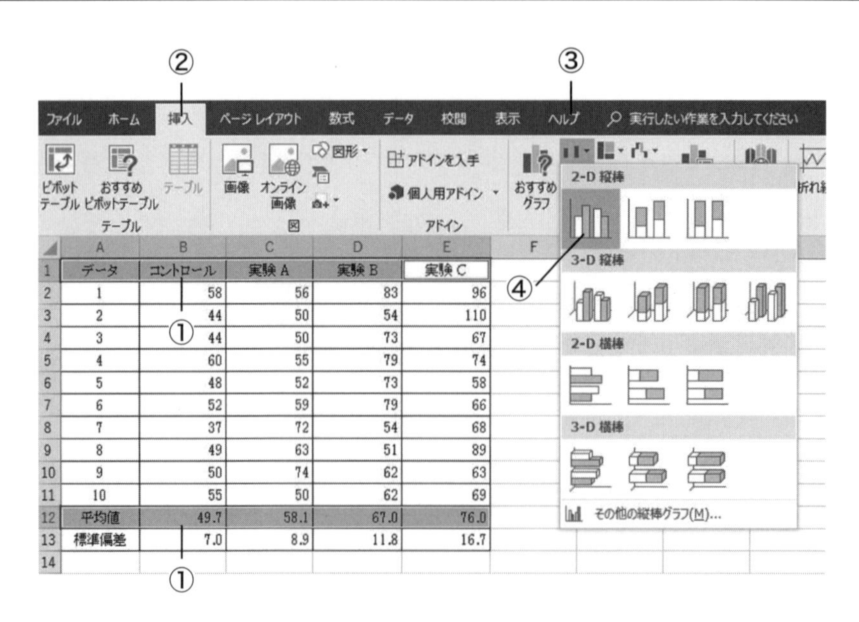

	A	B	C	D	E
1	データ	コントロール	実験 A	実験 B	実験 C
2	1	58	56	83	96
3	2	44	50	54	110
4	3	44	50	73	67
5	4	60	55	79	74
6	5	48	52	73	58
7	6	52	59	79	66
8	7	37	72	54	68
9	8	49	63	51	89
10	9	50	74	62	63
11	10	55	50	62	69
12	平均値	49.7	58.1	67.0	76.0
13	標準偏差	7.0	8.9	11.8	16.7

【Macintosh】

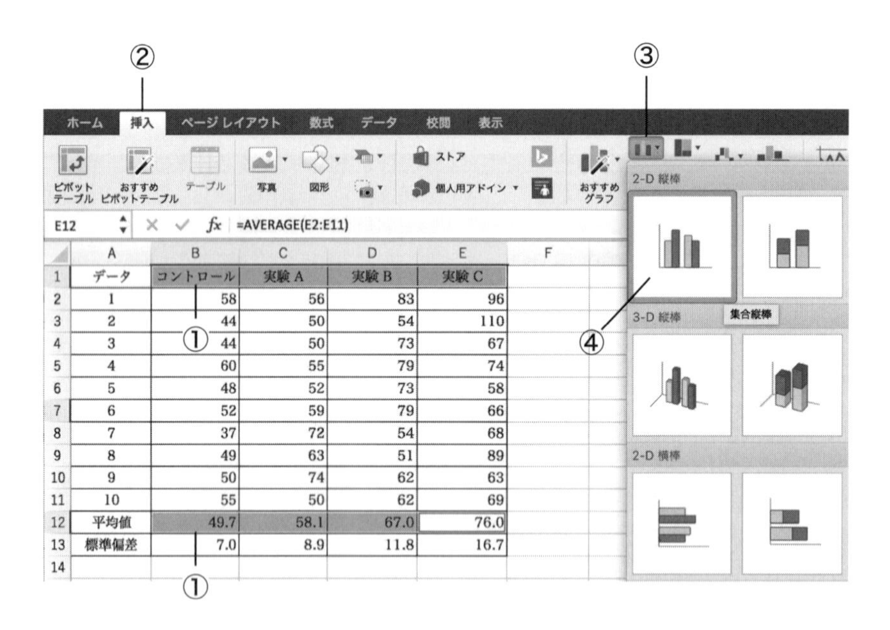

	A	B	C	D	E
1	データ	コントロール	実験 A	実験 B	実験 C
2	1	58	56	83	96
3	2	44	50	54	110
4	3	44	50	73	67
5	4	60	55	79	74
6	5	48	52	73	58
7	6	52	59	79	66
8	7	37	72	54	68
9	8	49	63	51	89
10	9	50	74	62	63
11	10	55	50	62	69
12	平均値	49.7	58.1	67.0	76.0
13	標準偏差	7.0	8.9	11.8	16.7

3）作成された「縦棒グラフ」を，縦横比＝5：8（黄金比）となるようにグラフを拡大します．

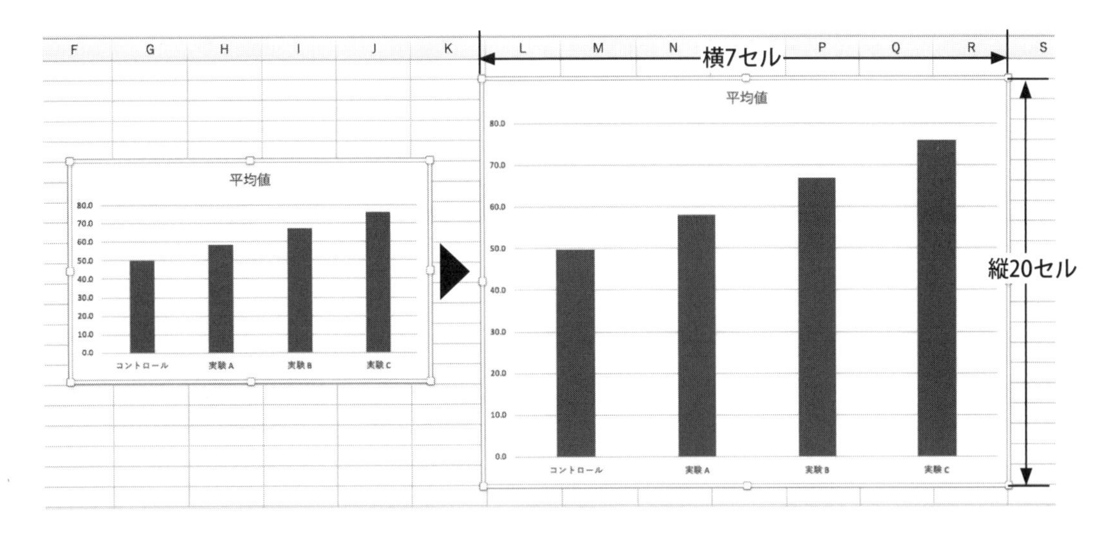

情報 **グラフの黄金比への拡大**　グラフを黄金比に拡大するためには，エクセルのシート上で，幅 75 ピクセル，高さ 16 ピクセルのセルで，それぞれ横 7 セル，縦 20 セル分の大きさに拡大すると，ほぼ黄金比の大きさとなります．

4）① タイトル，② y 軸の目盛線を削除します．

（それぞれに，カーソルを合わせてクリックして指定し，「delete」キーを押せば，削除できます）

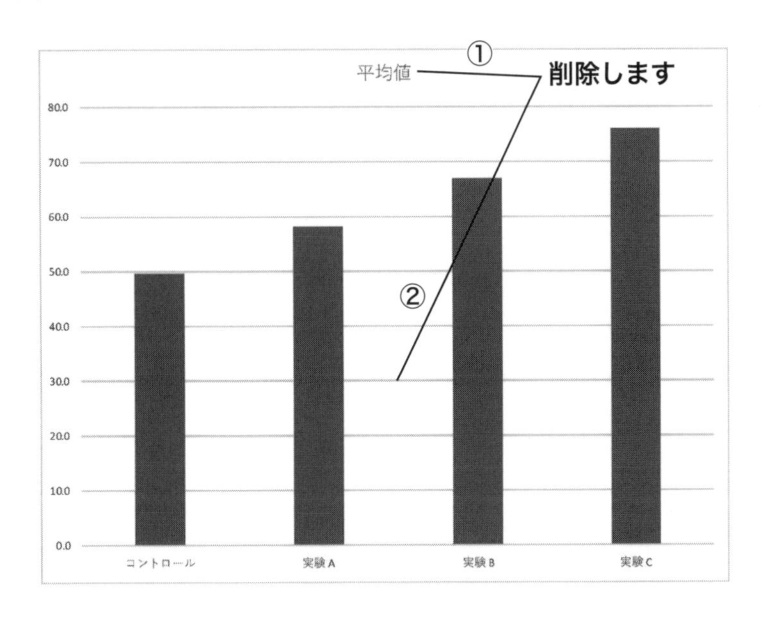

5） x 軸と y 軸の書式を設定します.

① グラフの x 軸をダブルクリックして,「軸の書式設定」を表示します.

②「軸のオプション」の「塗りつぶしと線」マークと, ③「線」をクリックして選び,「線」のメニューを表示します.

④ 線（単色）を選び,

⑤ パレットをクリックして表示し,「黒色」を選びます.

⑥ 幅を 1 pt に設定します.

⑦ y 軸をクリックして選び, ②〜⑥の作業を繰り返します.

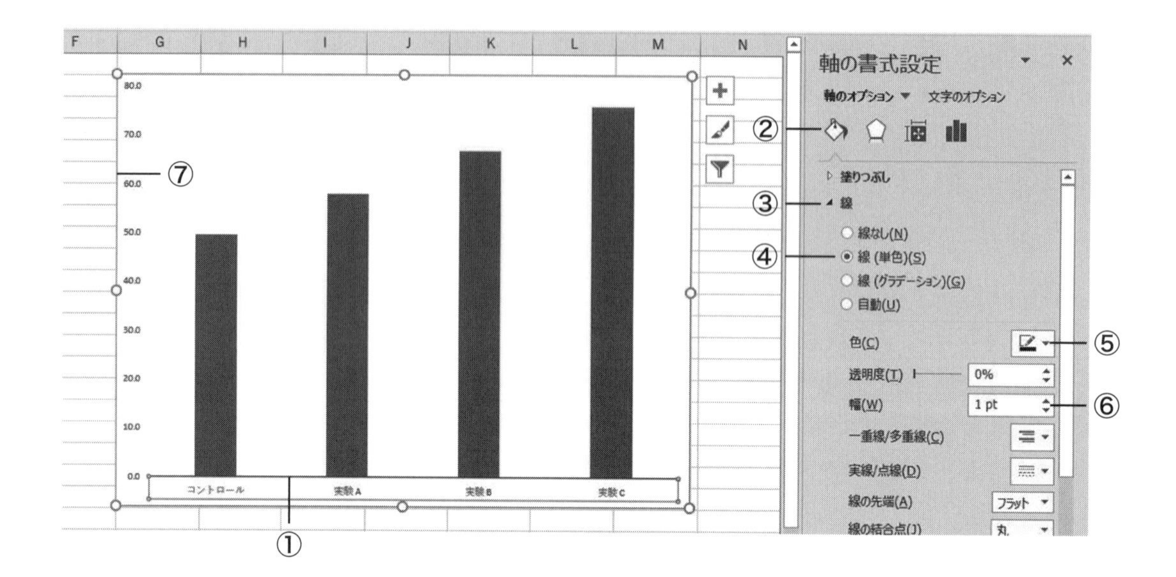

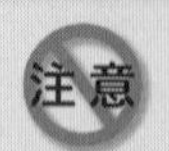

自動で作成される軸は薄い色で細い.

6） x 軸と y 軸の「目盛の種類」を設定します.

① グラフの x 軸をダブルクリックして,「軸の書式設定」を表示します.

②「軸のオプション」の「軸のオプション」マークと, ③「目盛」をクリックして選び,「目盛」のメニューを表示します.

④「目盛の種類」のプルダウンメニューから,「内向き」（または外向き）を選びます.

⑤ y 軸をクリックして選び, ①〜④の作業を繰り返します.

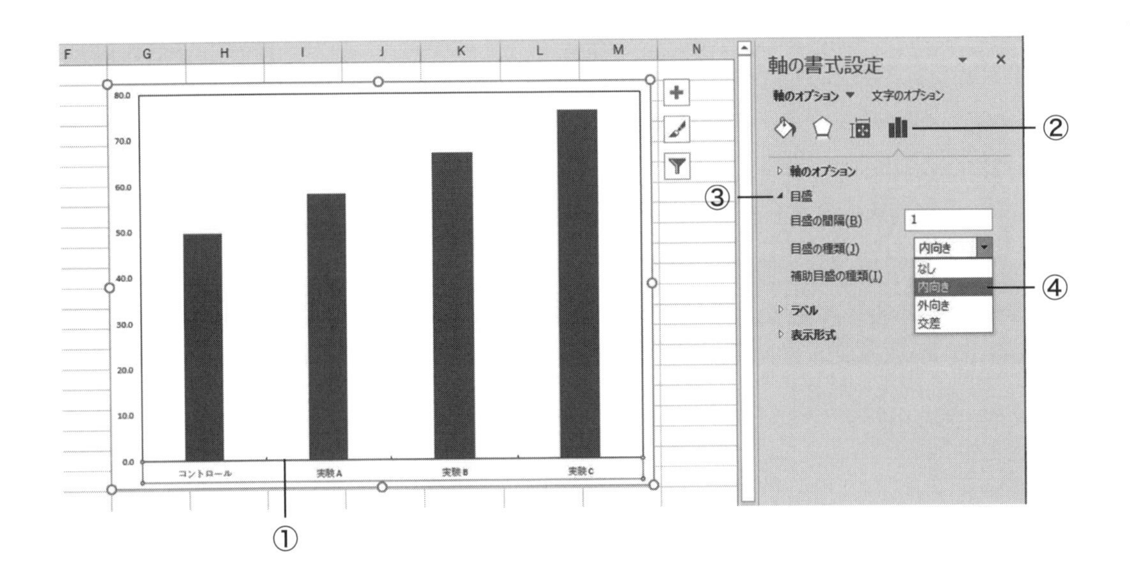

注意 目盛の長さ

この時点では，目盛が短く表示されます．目盛の長さは軸の目盛の数字の大きさと連動していますので，次ぎに目盛の数字を大きくすると，目盛も長くなります．

7）x 軸の「項目名」のフォントとサイズを設定します．

① x 軸をクリックして選択します．

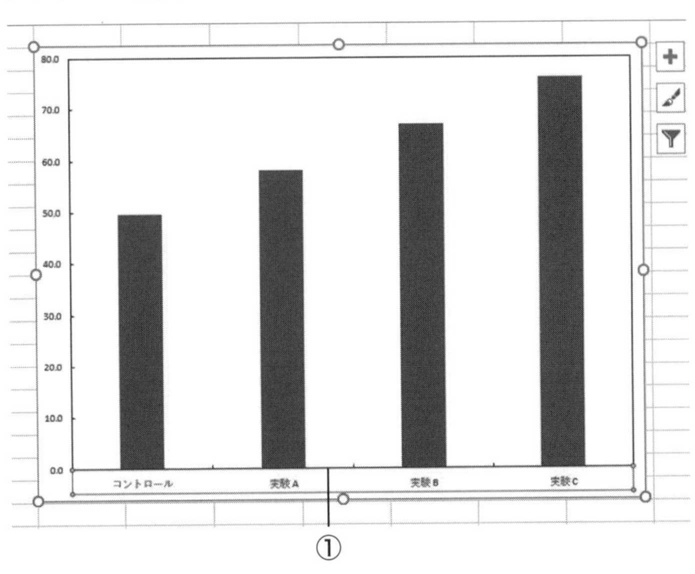

8）x 軸の「項目名」のフォントは，日本語フォントでは「MS ゴシック」の太字や「ヒラギノ角ゴシック W6」，英語フォントでは「Arial」や「Helvetica」の B（Bold）をお勧めします．

① エクセルの画面上部のメニューから，「ホーム」をクリックして選びます.
② フォントのプルダウンメニューより，例として，ｘ軸の「項目名」に日本語フォントの「MS ゴシック」を選びます.
③「B」を選んで，太字にします.
④ 16 〜 24 pt のサイズを選びます.
⑤ フォントの色を「黒色」に設定します.

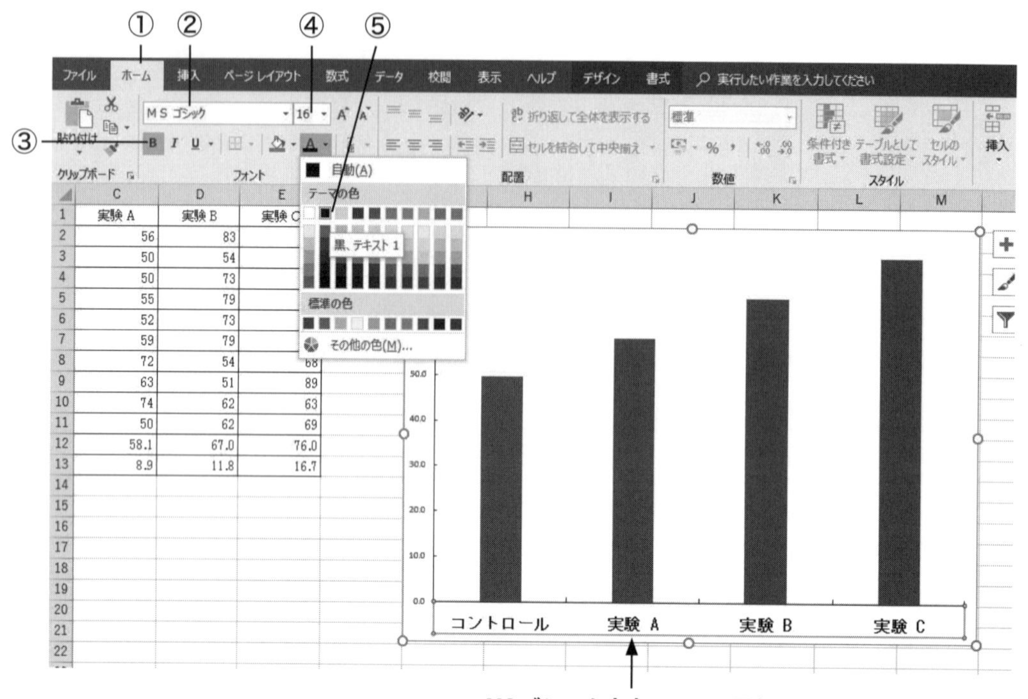

MS ゴシック太字，16pt，黒色

> **注意 「項目名」の文字の色**
>
> 自動で設定される色は，薄い灰色で，黒色ではありません．より明瞭に見せるために，黒色に設定します．

9）ｙ軸の「目盛の数字」のフォントとサイズを設定します.

① ｙ軸をクリックして選択します.
② エクセルの画面上部のメニューから，「ホーム」をクリックして選びます.
③ フォントのプルダウンメニューより，例として，ｙ軸の「目盛の数字」に英語フォントの「Arial」を選びます.
④「B」を選んで，太字にします.
⑤ 16 〜 24 pt のサイズを選びます.
⑥ フォントの色を「黒色」に設定します.

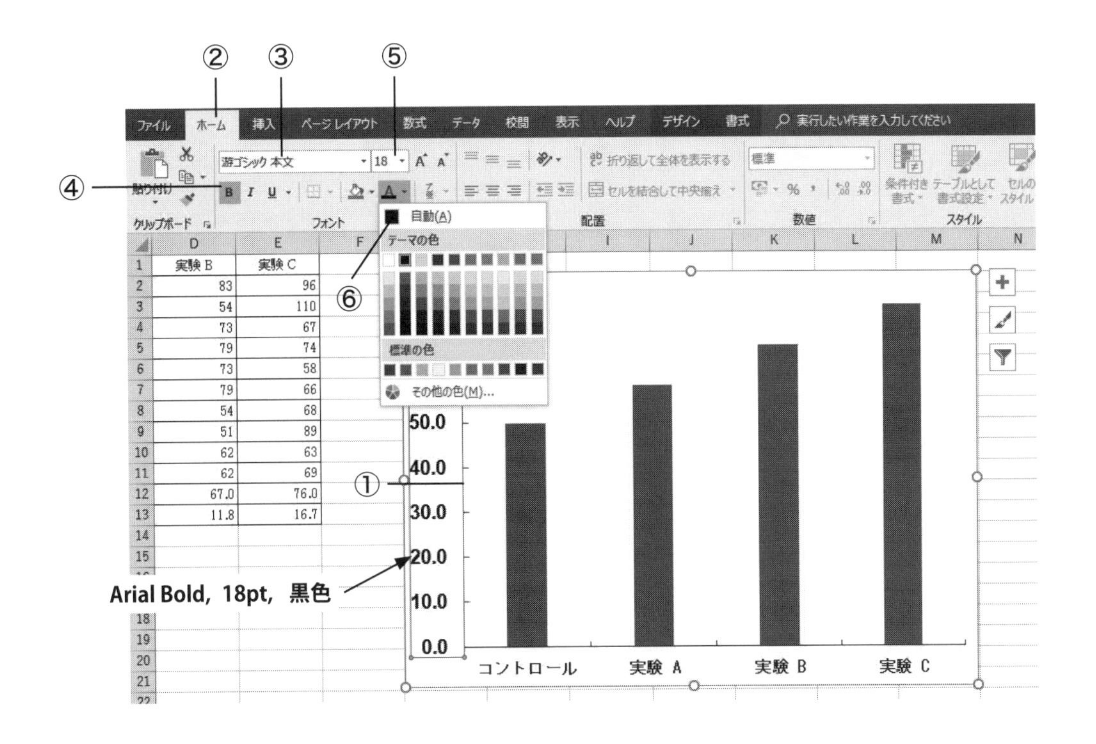

注意 英語フォントへの変更後の画面上部の使用フォントの表示

エクセルの2019年1月5日現在の最新バージョン（Widows版 バージョン1809，Mac版 バージョン 16.16.5（181209））では，画面上部の選択したフォントの表示（③）が，日本語から英語のフォントへの変更の場合，元の日本語フォントのままとなります．グラフの軸の目盛の文字は，実際には英語フォントに変更されます．

参考 軸上の目盛の数字の大きさ

軸上の目盛の数字は，パソコンの画面上でエクセルを使ってグラフを作成している時には少し大きめに感じがちです．プレゼンソフトに貼り込むと，小さく感じてしまうことが多いので，エクセル上でグラフを作成する時に，少し大きめのサイズを選ぶことをお勧めします．

参考 軸上の項目名や目盛の数字のフォントと大きさの関係

同じポイントのフォントでも，日本語フォントの方が英語フォントより若干大きく見えます．英語のフォントを使用する場合は，そのことを考慮したサイズの選択をお勧めします．

10）y軸の「目盛の数字」の書式を変更します．

① y軸をダブルクリックして，「軸の書式設定」を表示します．

②「軸のオプション」の「軸のオプション」マーク，③「軸のオプション」の「表示形

式」をクリックします．

④「カテゴリ」のプルダウンメニューから，「数値」を選びます．

⑤「小数点以下の桁数」を「0」に設定します．

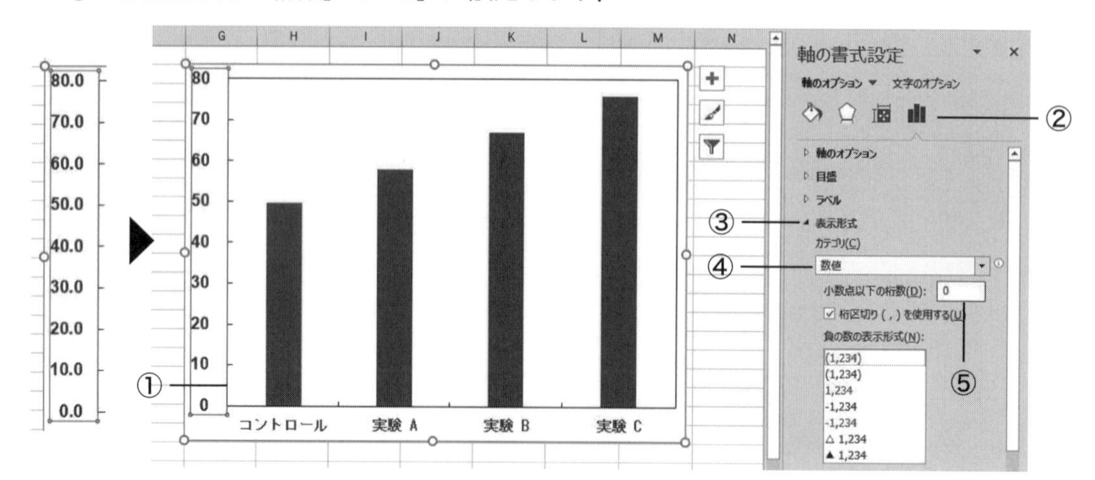

参考　y 軸上の目盛の数字の桁数

学会やシンポジウムのプレゼンのスライドで，y 軸上の目盛の数字で ”ｘｘ.0” がすべてのメモリの数字に示されているのをよく見かけます．これはエクセルでグラフを作成した時に自動的にメモリの数字に付けられたものを，そのままにしておいた例と考えられます．このような**「不要な数字の繰り返し」**を付けたままにするのは避けましょう．

11)「棒グラフ」を「細い枠線」で囲った場合と，囲わない場合の見え方を比較します．

(a) 棒グラフ・枠なし

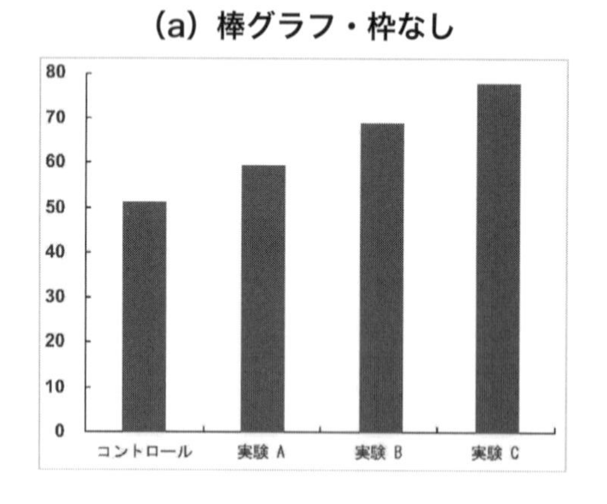

(b) 棒グラフ・枠あり

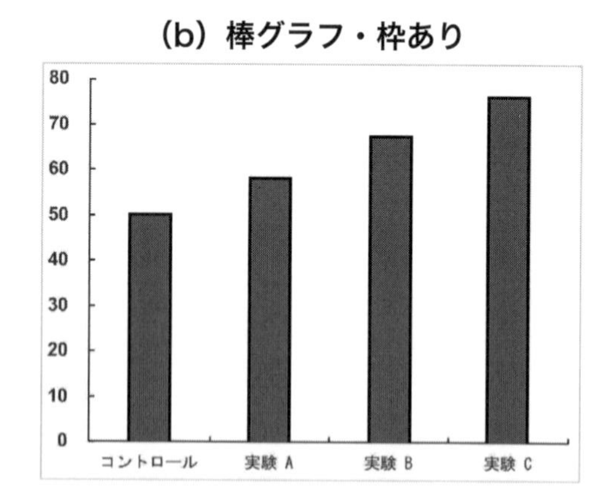

後者の方が引き締まって見えるので，「細い枠線」を加えます．

①「棒グラフ」の「棒」いずれかをダブルクリックして，その棒の「データ系列の書式設定」を表示します．

②「塗りつぶしと線」マークと，③「枠線」をクリックして選び，「枠線」のメニューを表示します．
④ 線（単色）を選び，
⑤ パレットをクリックして表示し，「黒色」を選びます．
⑥ 幅を 0.5 pt に設定します．

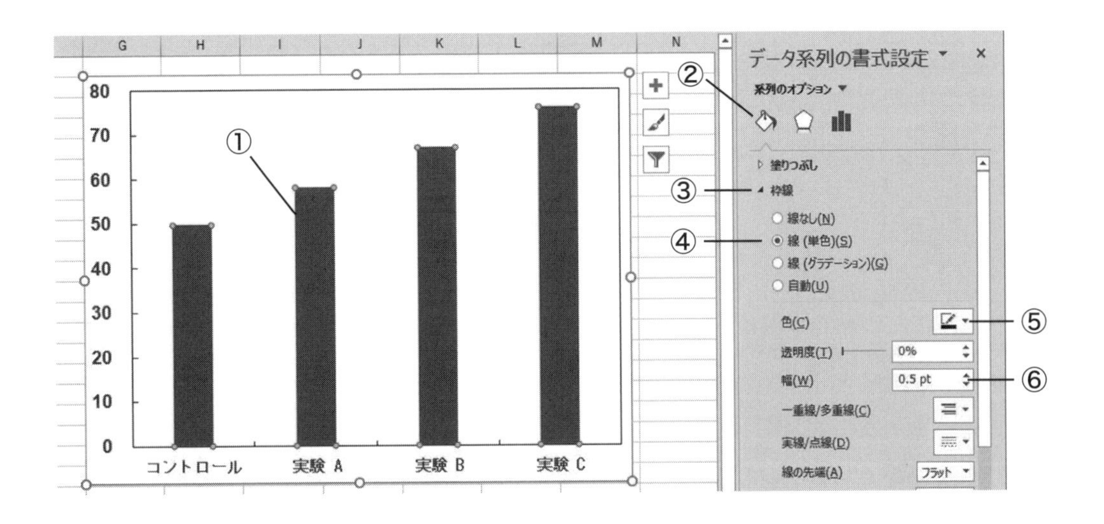

12）棒グラフでは，しばしば「標準偏差」を加えることがあります．その場合は次の作業が必要となります．
① グラフをクリックして，選択します．
② 画面上部のプルダウンメニューより，「グラフのデザイン」をクリックして選びます．
③「グラフ要素を追加」をクリックして選択して，表示されたプルダウンメニューから，
④「誤差範囲」，⑤「その他の誤差範囲オプション」を選択します．

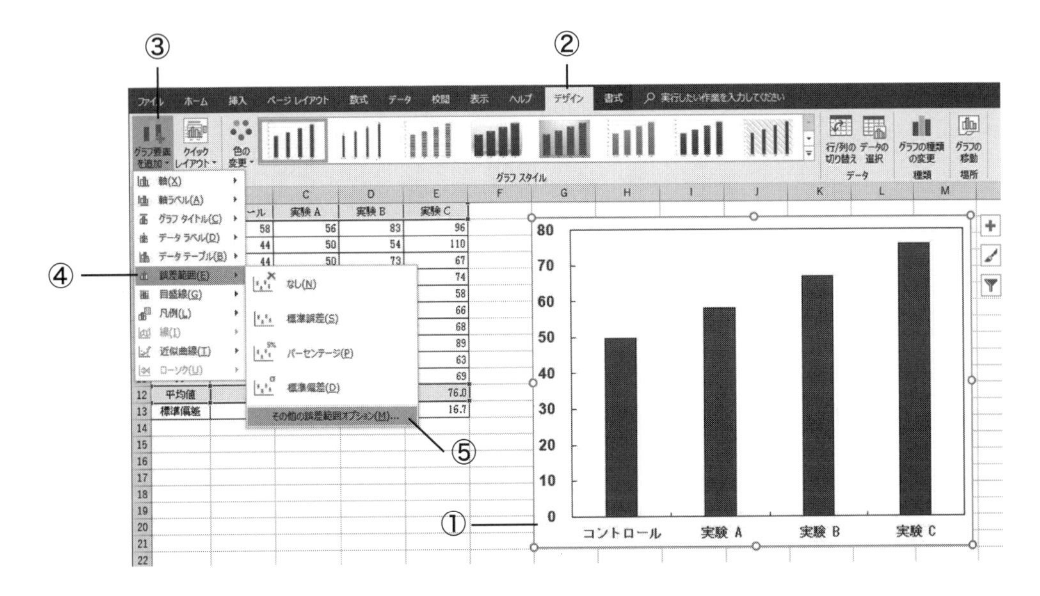

13）グラフの右側に「誤差範囲の書式設定」が表示されます．ここで，誤差範囲の書式を選択します．

①「誤差範囲のオプション」マークをクリックして，選択します．
「縦軸誤差範囲」より，②「両方向」，③「キャップあり」を選択します．
④「誤差範囲の書式設定」を下方にスクロールします．
⑤「ユーザー設定」，⑥「値の設定」をクリックして選択します．

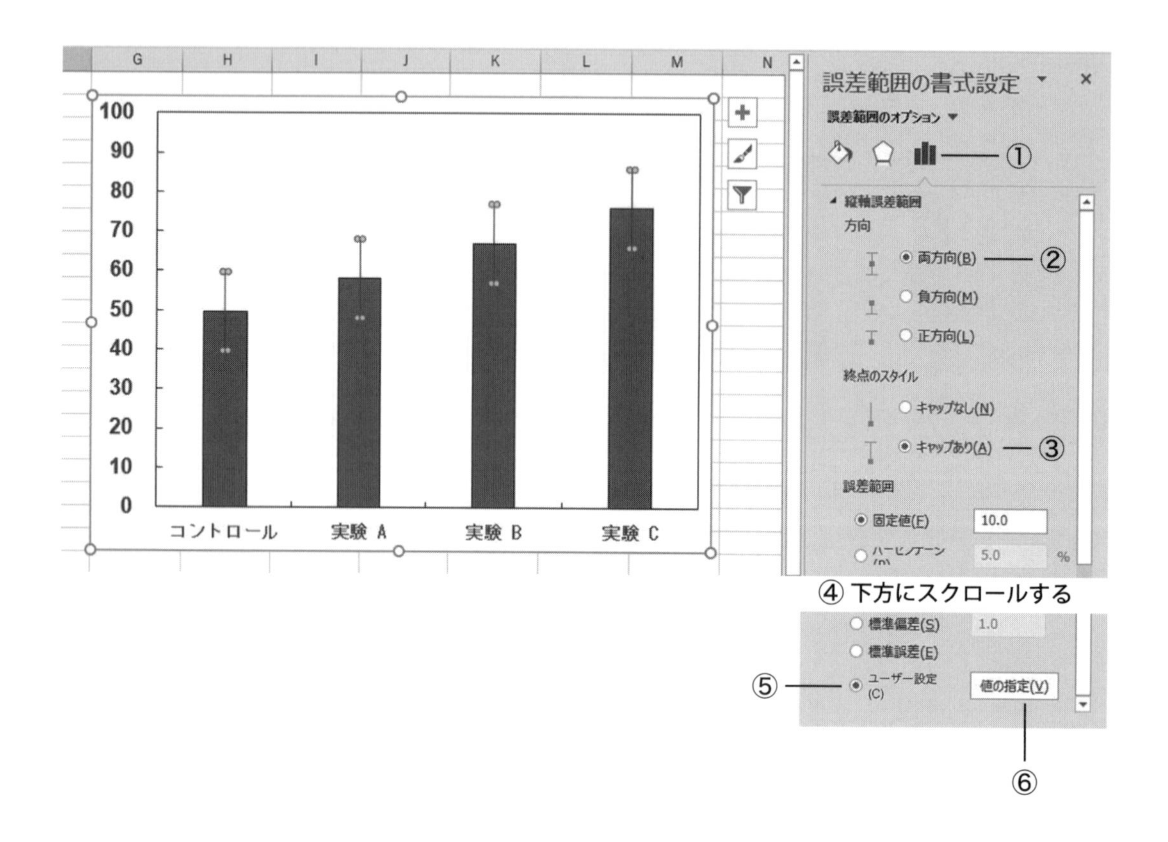

14）①「ユーザー設定の誤差範囲」を設定するダイアログが表示されます．
② エクセルのデータで該当する「正の誤差の値」の範囲をカーソルで指定します．
③「負の誤差の値」の範囲を指定するために，「ユーザー設定の誤差範囲」を設定するダイアログの該当する欄の右側のマークをクリックします．「誤差範囲のオプション」をクリックして，選択します．
④「正の誤差の値」の範囲と同じ範囲をカーソルで指定します．
⑤「OK」をクリックします．

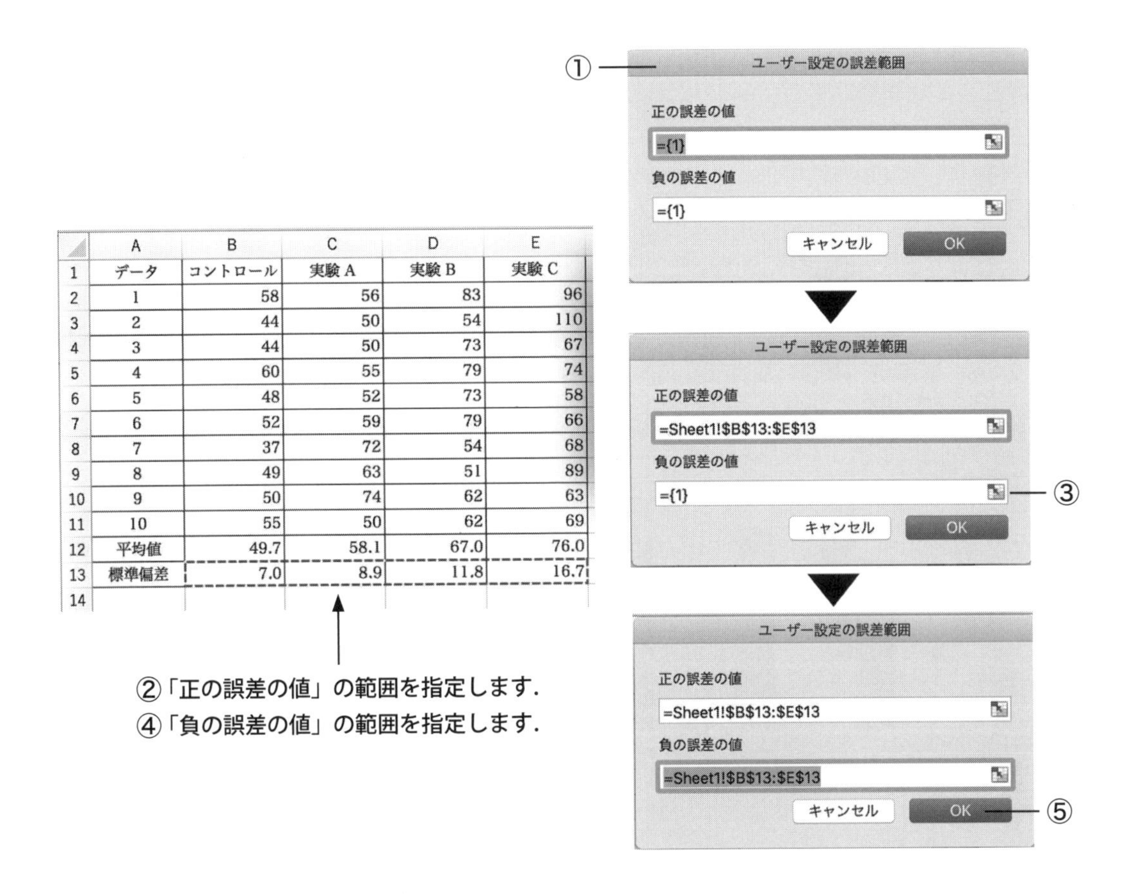

	A	B	C	D	E
1	データ	コントロール	実験 A	実験 B	実験 C
2	1	58	56	83	96
3	2	44	50	54	110
4	3	44	50	73	67
5	4	60	55	79	74
6	5	48	52	73	58
7	6	52	59	79	66
8	7	37	72	54	68
9	8	49	63	51	89
10	9	50	74	62	63
11	10	55	50	62	69
12	平均値	49.7	58.1	67.0	76.0
13	標準偏差	7.0	8.9	11.8	16.7
14					

②「正の誤差の値」の範囲を指定します．
④「負の誤差の値」の範囲を指定します．

15）標準偏差の値の範囲が加えられた棒グラフが表示されます．

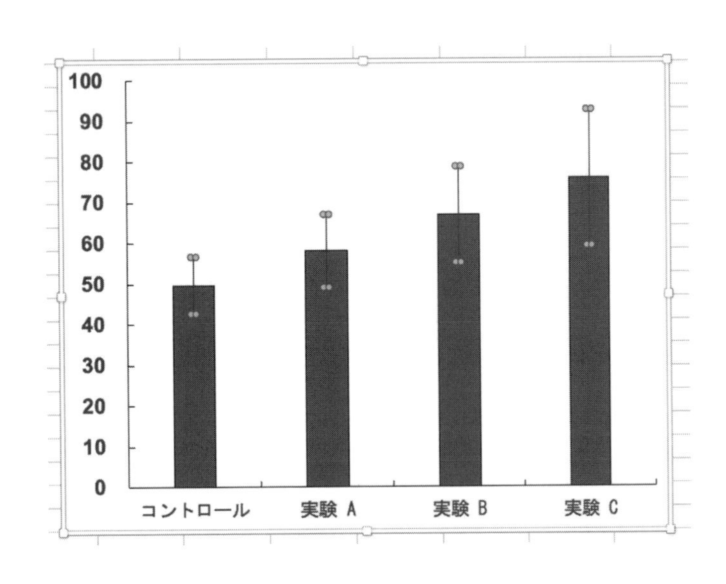

16）グラフの外枠の線を消します．

① グラフ外側の「グラフエリア」をダブルクリックして，「グラフエリアの書式設定」を表示します．

②「塗りつぶしと線」マークと，③「枠線」をクリックして選び，「枠線」のメニューを表示します．

④「線なし」を選びます．

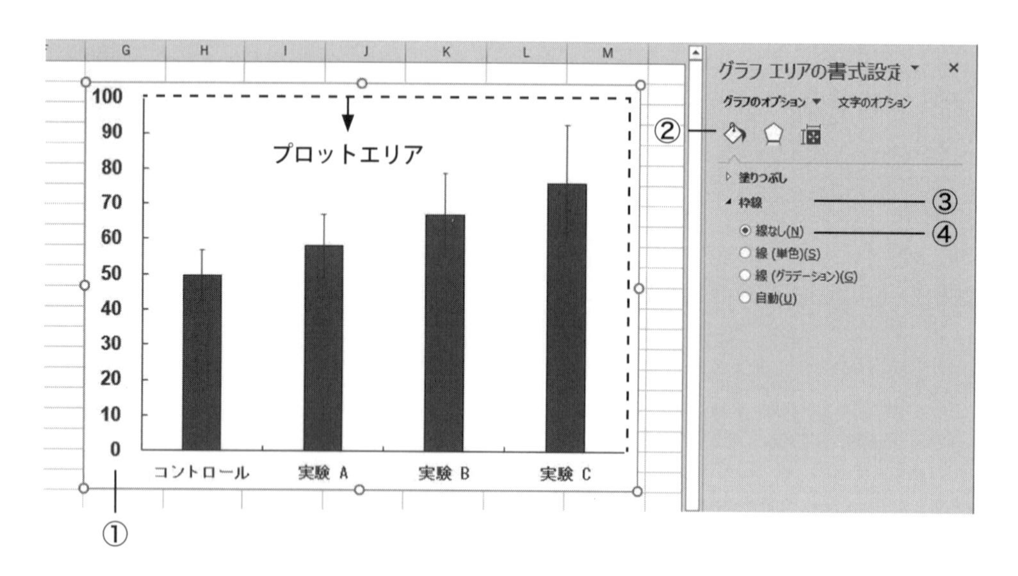

17）エクセルを使って Step1 の原図ができあがりました．

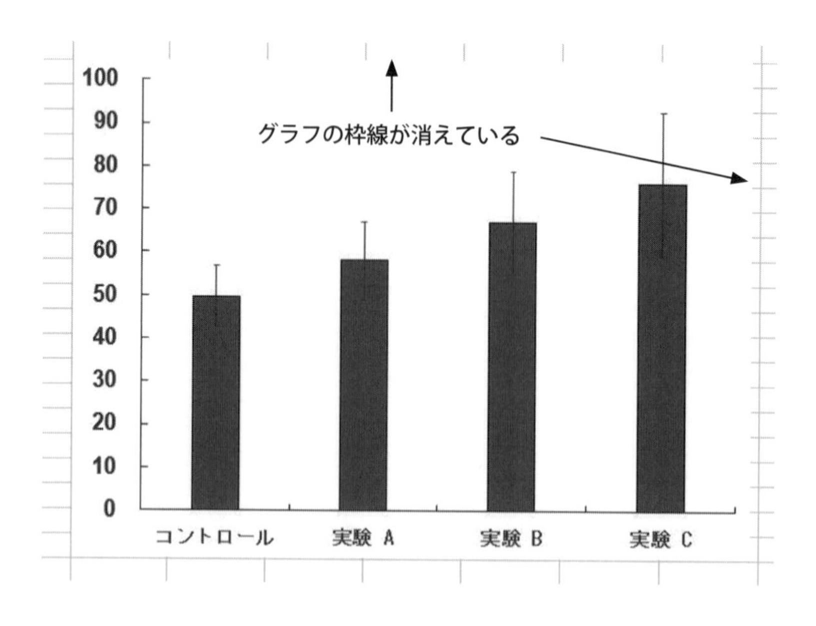

Step2 図の仕上げ

1）エクセルで作成した「棒グラフ」の原図をコピーします.

①「棒グラフ」をクリックして選択した状態で，エクセルの画面上部のメニューから，「ホーム」をクリックして選びます.

② プルダウンメニューから「図としてコピー」を選びます.

③「図のコピー」のダイアログが表示されます.「画面に合わせる」を選びます.（Windows：「形式：ピクチャー」を選びます.）

④「OK」をクリックします.

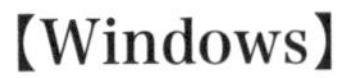

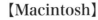

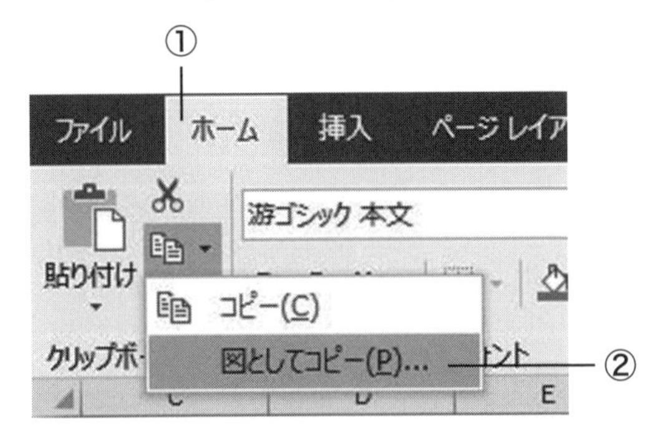

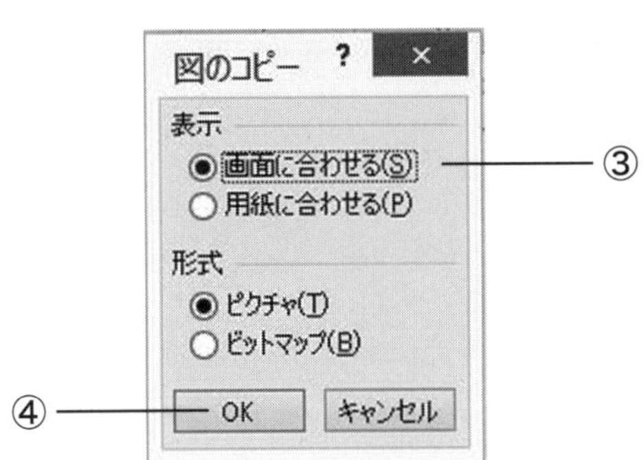

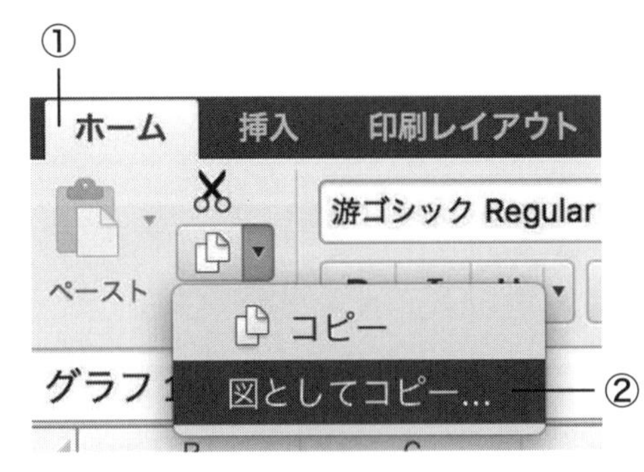

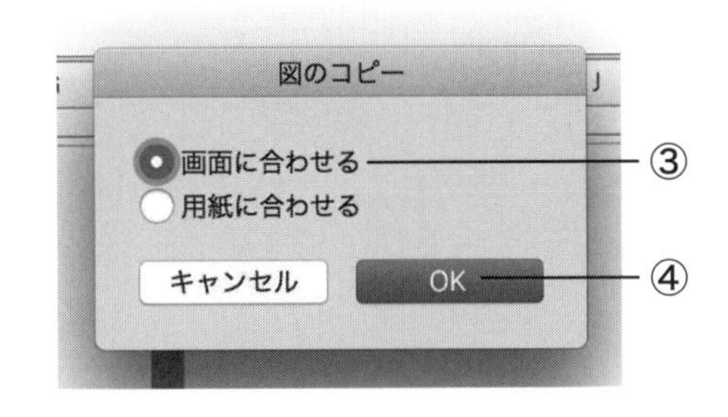

【Windows・パワーポイントの場合】

W-1）パワーポイントを起動させます．

① 「新しいプレゼンテーション」をクリックします．

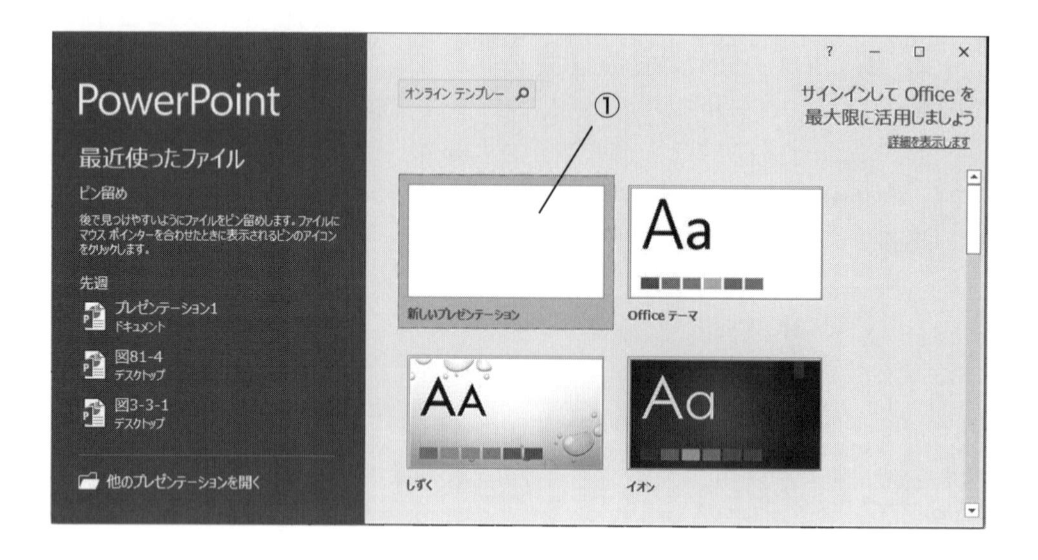

W-2）「新しいプレゼンテーション」が表示されます．

① 外枠をクリックして選び，「delete」キーを押して削除します．

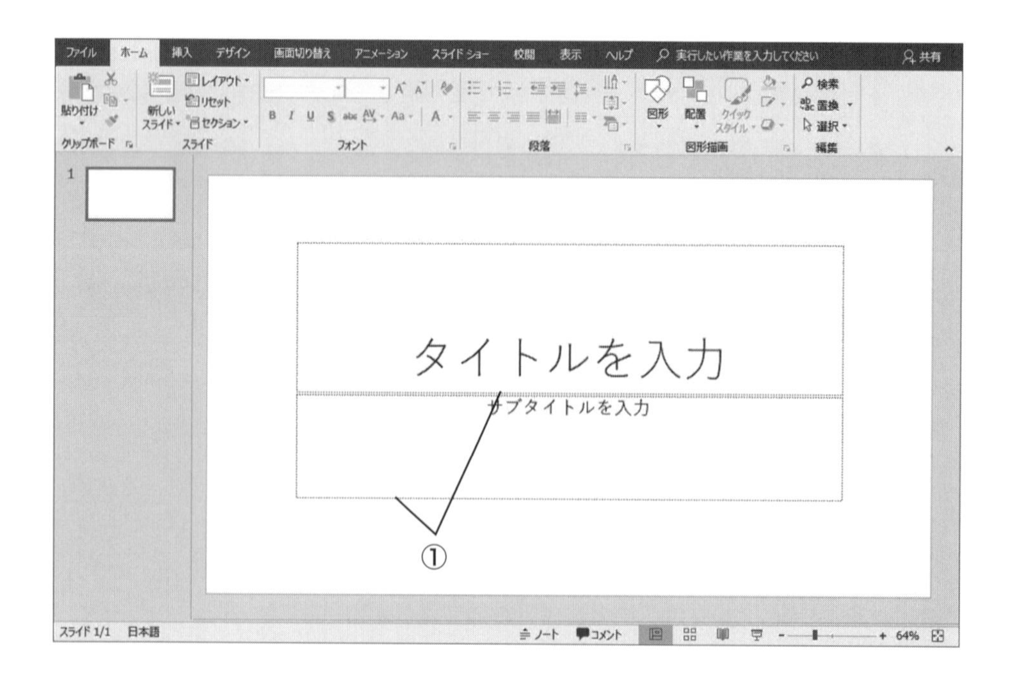

W-3）スライドのサイズを変更します．

「新しいプレゼンテーション」のスライドのサイズが，横長のワイド画面（16：9）で表示される場合があります．発表会場でスライドを投影するプロジェクターの仕様は，現状ではほとんどの場合，標準（4：3）サイズとなっているので，スライドのサイズを標準サイズに変更します．

① 画面上部のメニューから，「デザイン」をクリックして選びます．
②「スライドのサイズ」をクリックしてメニューを表示し，
③「標準（4：3）」を選びます．

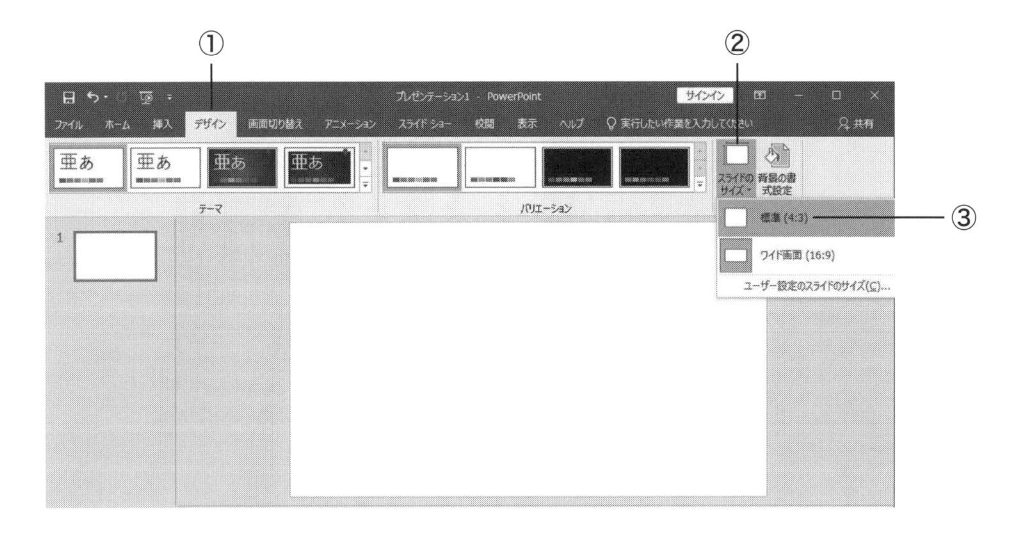

W-4）貼り付ける画像のサイズを調整する方法を選択するダイアログが表示されます．

① 「サイズに合わせて調整」をクリックして選択します．

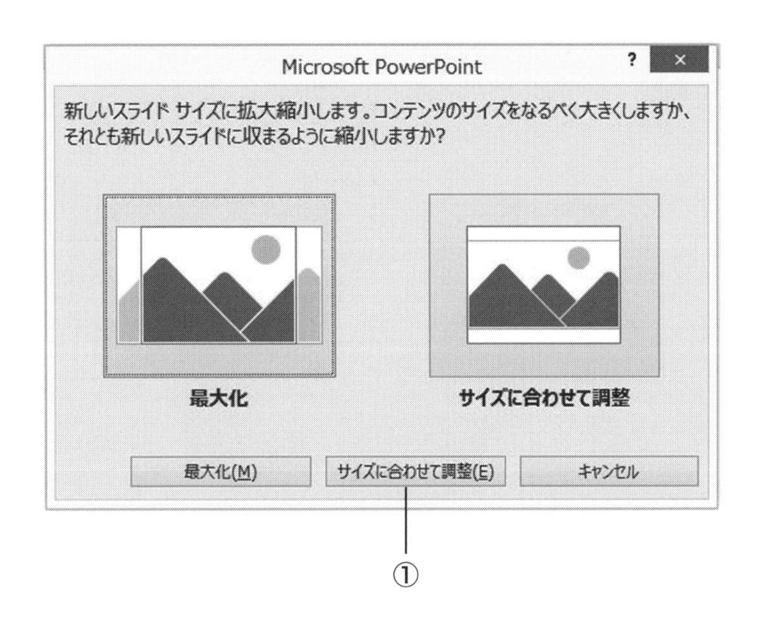

W-5）白紙のスライド画面に，エクセルでコピーしたグラフを貼り付けます．

① 画面上部のメニューから，「ホーム」をクリックして選びます．

②「貼り付け」をクリックすると，エクセルでコピーしたグラフがスライド上に貼り付けられます．

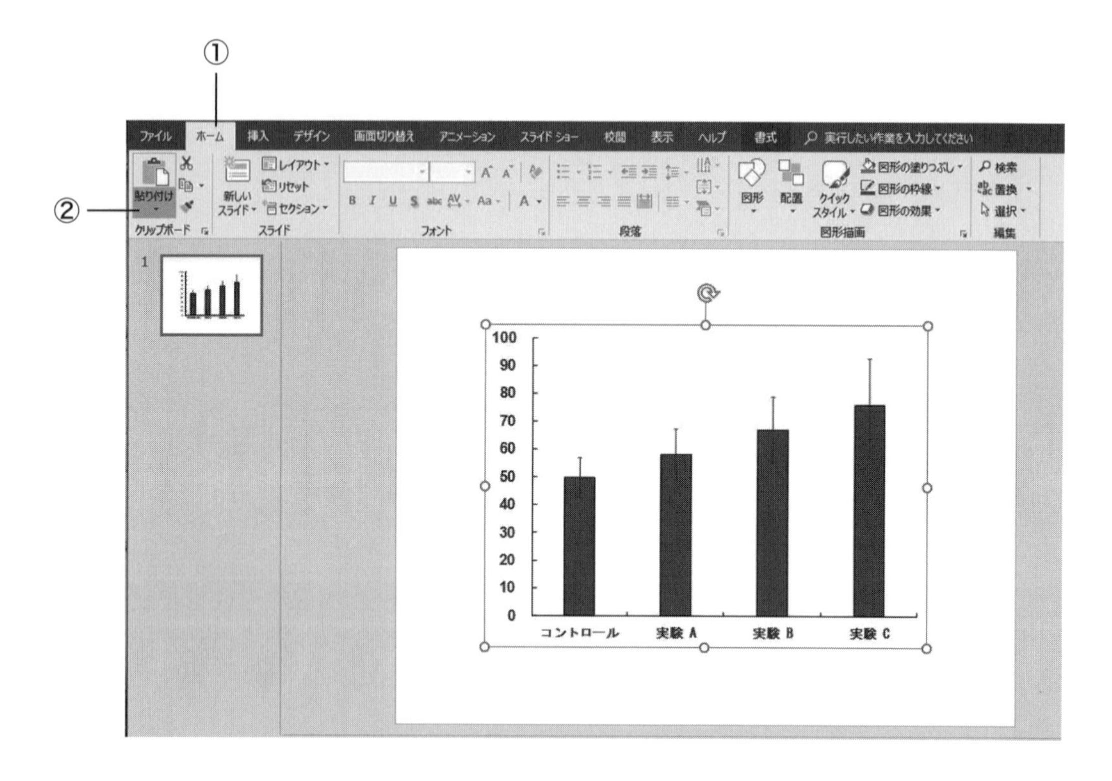

W-6）グラフのサイズの調整

スライド上に貼り付けられるグラフのサイズは，自動的に適当なサイズに調整されます．グラフを拡大または縮小する必要があるときは，グラフをクリックして選択した状態で，次の２つの方法でサイズを変更します．

方法１ ① グラフの右下隅にカーソルを合わせて，グラフの斜め上方向（縮小）または斜め下方向（拡大）にカーソルを押します．

方法２ ② 画面上部のメニューから，「書式」をクリックして選びます．
③ グラフの縦と横の長さが表示されます．グラフの縦横比は固定されているので，縦・横いずれのかの長さを変更します．

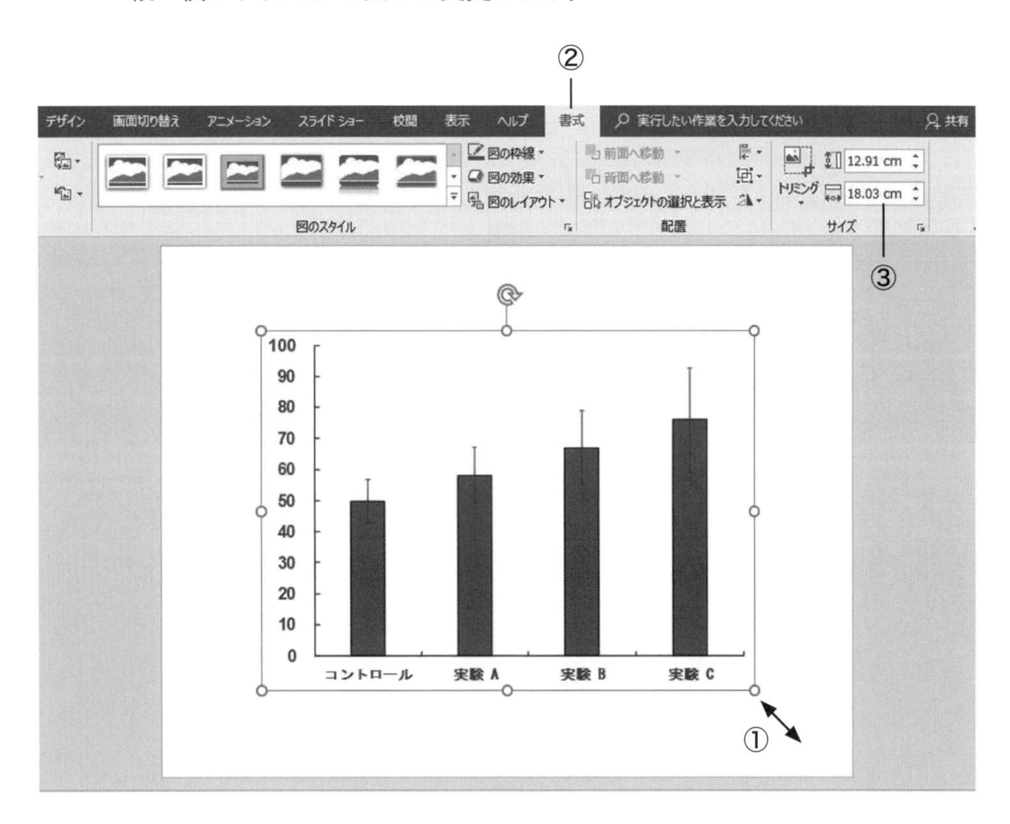

【Macintosh・Keynote の場合】

M-1）Keynote を起動させます.

①「テーマを選択」の中から,「ホワイト」を選びます.

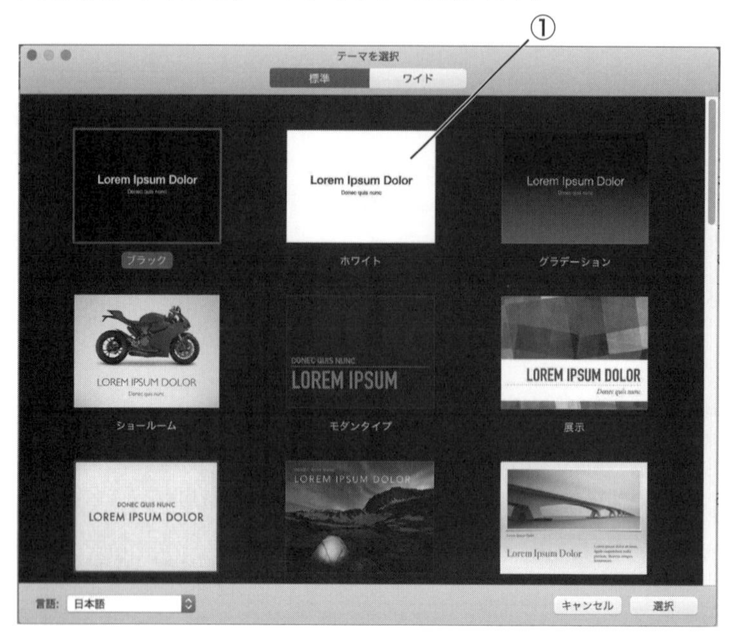

M-2）スライドが表示されます.

①「編集エリア」の外枠をクリックして選び,「delete」キーを押して削除します.

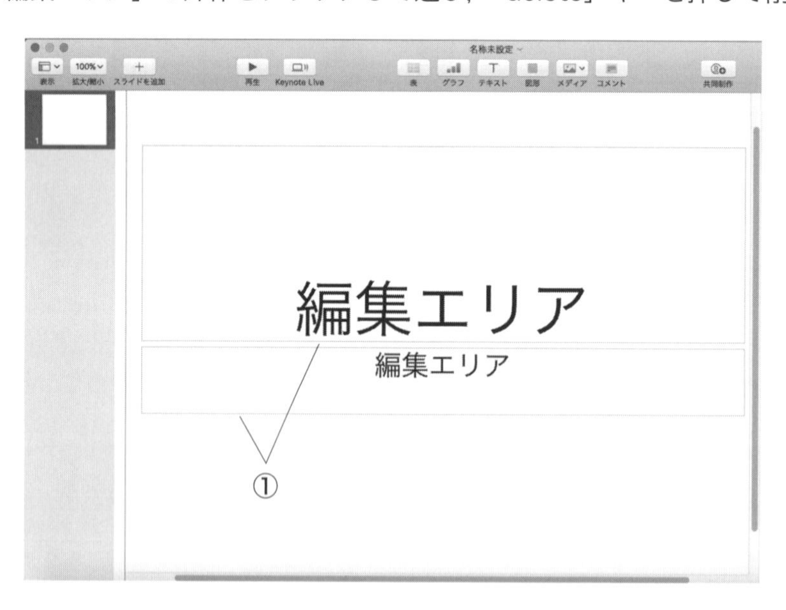

M-3）白紙のスライド画面に，エクセルでコピーしたグラフを貼り付けます.

① 画面上部の「編集」のプルダウンメニューから「ペースト」を選ぶと，エクセルでコピーしたグラフがスライド上に貼り付けられます.

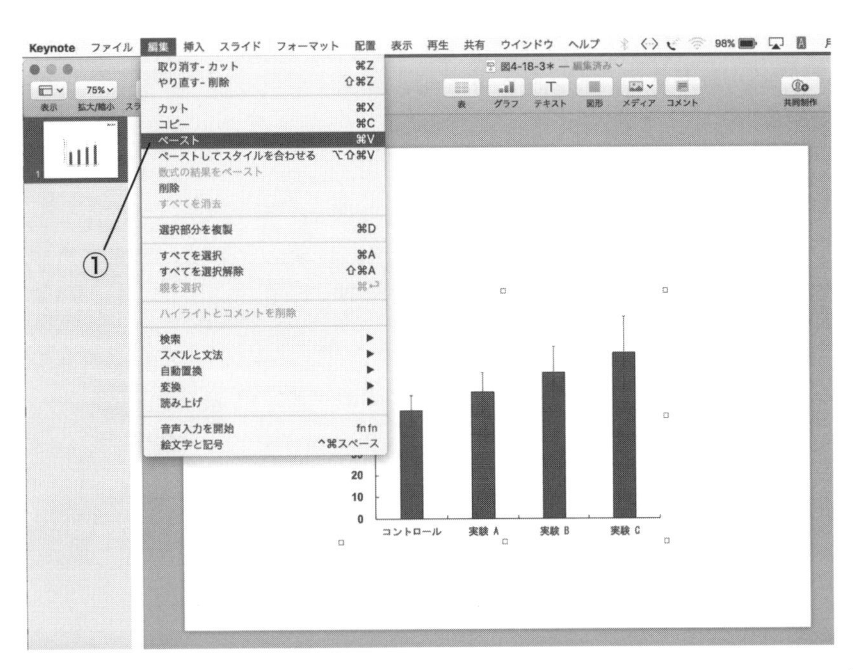

M-4) スライド上には，少し小さめのグラフが貼り付けられます．適当なサイズに調整します．グラフをクリックして選び，次の 2 つの方法でサイズを拡大します．

方法1 ① グラフの右下隅にカーソルを合わせて，グラフの斜め下方向にカーソルを押します．

方法2 ② グラフ右側のインスペクタから「配置」をクリックして選びます．
③ グラフの縦・横のサイズがポイントで表示されています．その縦・横いずれのかの長さを変更して，図のサイズを調節します．

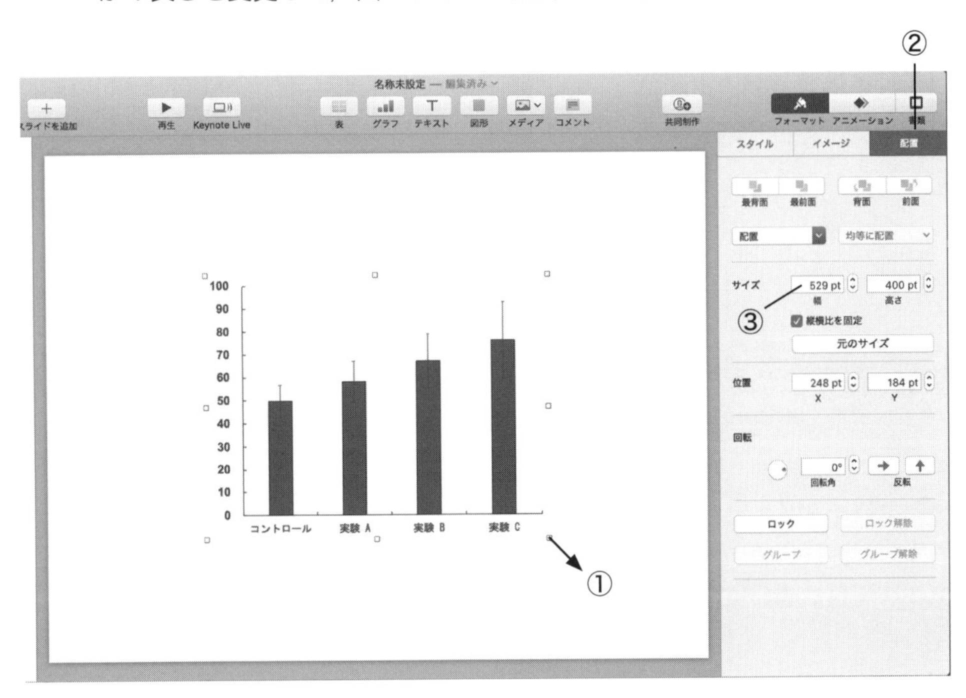

最後に，【Windows・パワーポイント】と【Macintosh・Keynote】に共通の４つの作業を行い，凡例を加えてスライドを仕上げます．

① タイトルの帯：単色の帯をスライド画面の上部に置きます．
② タイトル：グラフの内容を示すタイトルをテキストボックスに入力して，それを帯の上に置きます．
③ x 軸の説明：フォントの大きさを，目盛の数字のフォントと同じポイントに合わせます．（位置を x 軸に対してセンタリングします．）
④ y 軸の説明：フォントの大きさを，目盛の数字のフォントと同じポイントに合わせます．（位置を y 軸に対してセンタリングします．）

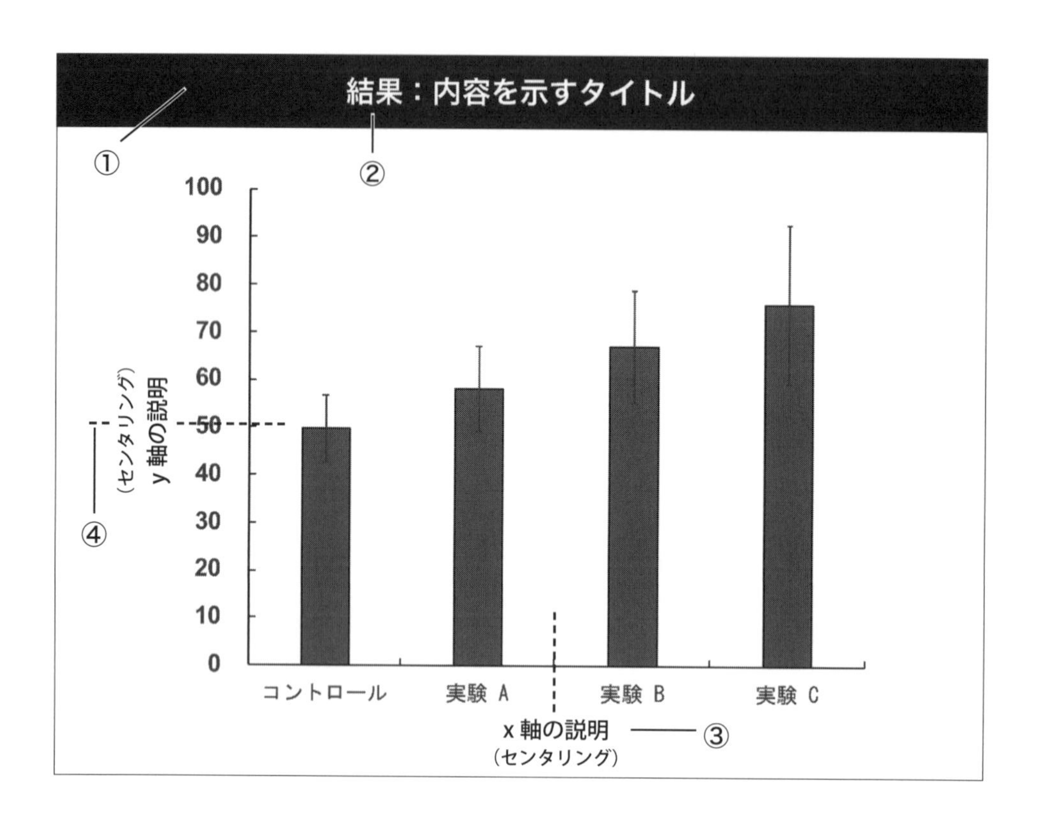

参考 **帯の色とその上に置くタイトルの文字色**

帯の色は，濃い色を使用します．Keynote では，濃紺色（ミッドナイト），青色（ブルーベリー），濃緑色（コケ）や濃い茶色（トウガラシ）などの色が，それに相当します．その上に置くタイトルの文字の色は，帯の色とのコントラストを考えて選んで下さい．一般的に，白文字にすると，タイトルをはっきりと示すことができます．濃い色の帯の上に，黒色や濃い色の文字は置かないようにしてください．

これで結果を「縦棒のグラフで示した基本的なスライドが完成しました．必要に応じて，説明や，写真などのカットを加えてください．

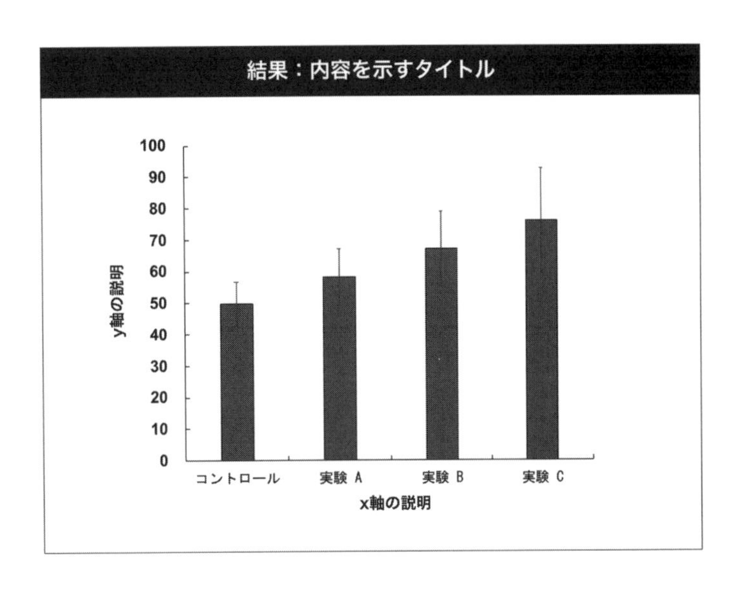

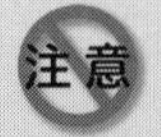

タイトルの帯の高さと文字の大きさ

タイトルの帯が太すぎ(a) たり，細すぎ(b)たりすると，スライド上のグラフの大きさとのアンバランスが生じます．また，タイトルの帯の高さに対して，文字が大きすぎる(c)と，狭い場所に文字が押し込まれているような圧迫感が生じます，文字が小さすぎる(d)とタイトルとして目立たなくなります．タイトルの帯の高さと文字の大きさのバランスに気を付けてください．

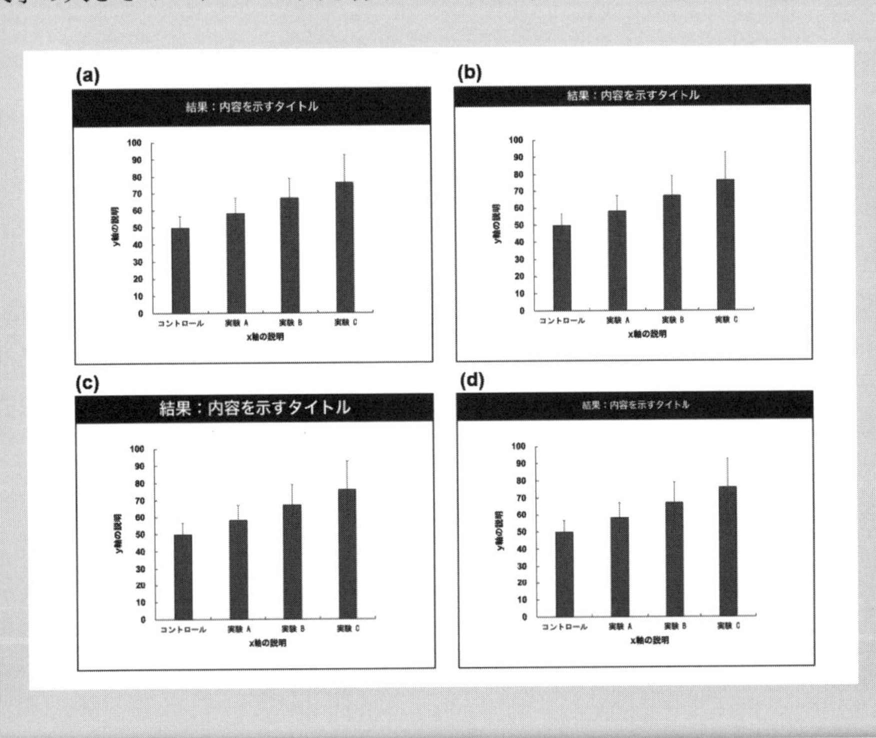

4-2. 比率の変化を「100% 積み上げ棒グラフ」で示す.

Step1 原図の作成

1）例題 2 のデータをエクセルのシートに入力します.

例題 2

	A	M	J	J	A	S	O	N	D	J	F	M	A
A	134	314	257	188	119	126	86	205	154	86	96	107	134
B	87	56	71	72	72	64	60	92	72	51	57	62	90
C	209	173	170	138	106	158	150	101	155	209	156	125	101
D	801	501	424	341	223	388	921	452	346	389	423	457	668
E	164	104	127	267	406	355	151	179	453	227	219	211	144
F	22	21	38	36	34	30	47	31	37	42	45	47	15
G	31	33	42	60	83	101	67	31	26	47	74	44	79

情報 **積み上げ棒グラフのデータ**　このデータは，A～G という 7 つの要因について，4 月（A：April の略）～翌年の 4 月までの毎月の数の変化を示すことを想定しています.

2）「100% の積み上げ棒グラフ」を作成します.

① データの範囲をカーソルで指定します.

② エクセル画面上部のメニューから，「挿入」をクリックして選びます.

③「グラフ」のメニューから「縦棒」をクリックします.

④「縦棒」のグラフのメニューが表示されます．2-D 縦棒の「100% 積み上げ縦棒」をクリックして選びます.

【Windows】

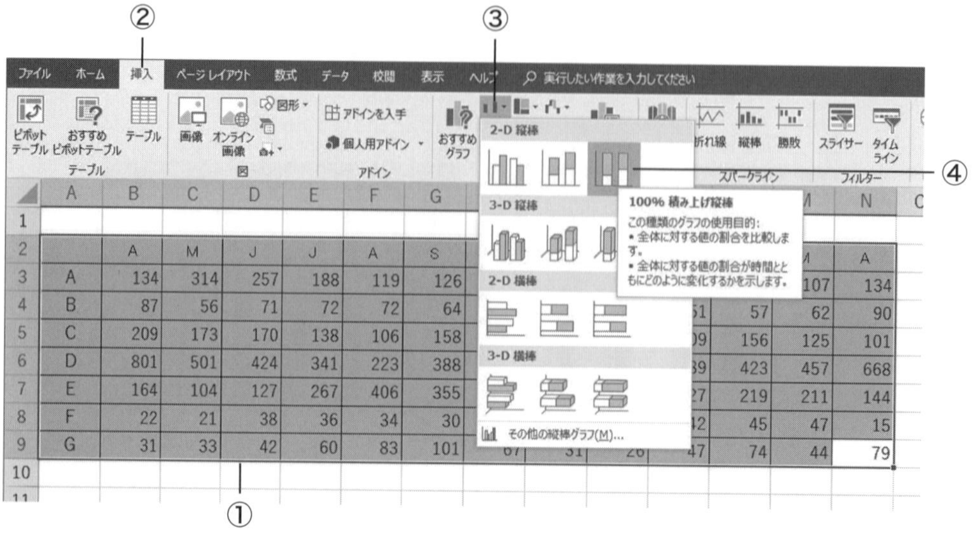

【Macintosh】

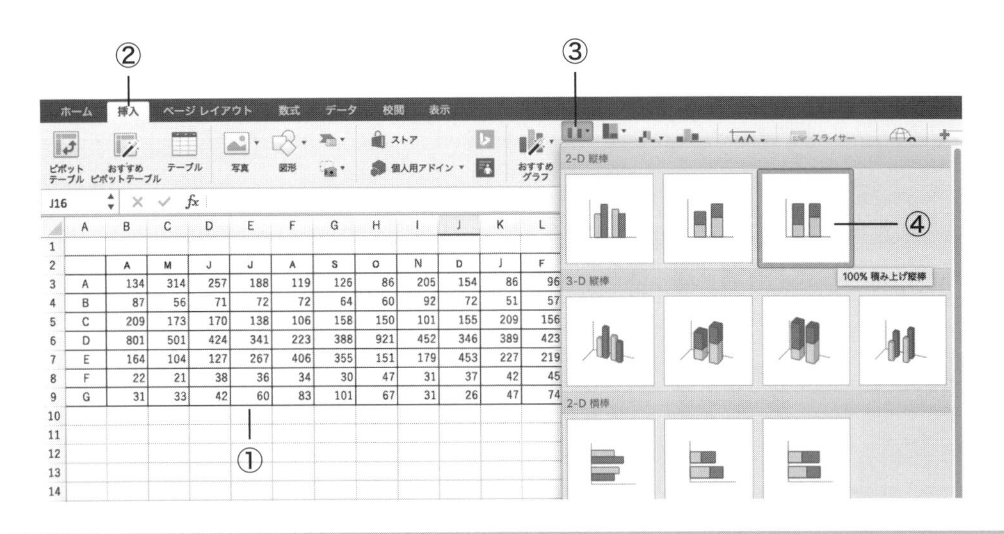

	A	M	J	J	A	S	O	N	D	J	F
A	134	314	257	188	119	126	86	205	154	86	96
B	87	56	71	72	72	64	60	92	72	51	57
C	209	173	170	138	106	158	150	101	155	209	156
D	801	501	424	341	223	388	921	452	346	389	423
E	164	104	127	267	406	355	151	179	453	227	219
F	22	21	38	36	34	30	47	31	37	42	45
G	31	33	42	60	83	101	67	31	26	47	74

注意 各要素の比率の自動計算

合計で 100% となる比率の計算は自動で行われます．そのため，原データの数のデータを使って直接「100% の積み上げ棒グラフ」を作成することができます．

3）縦棒グラフが作成されます．プレゼンテーション用に縦横比＝5：8（黄金比）となるようにグラフを拡大します．

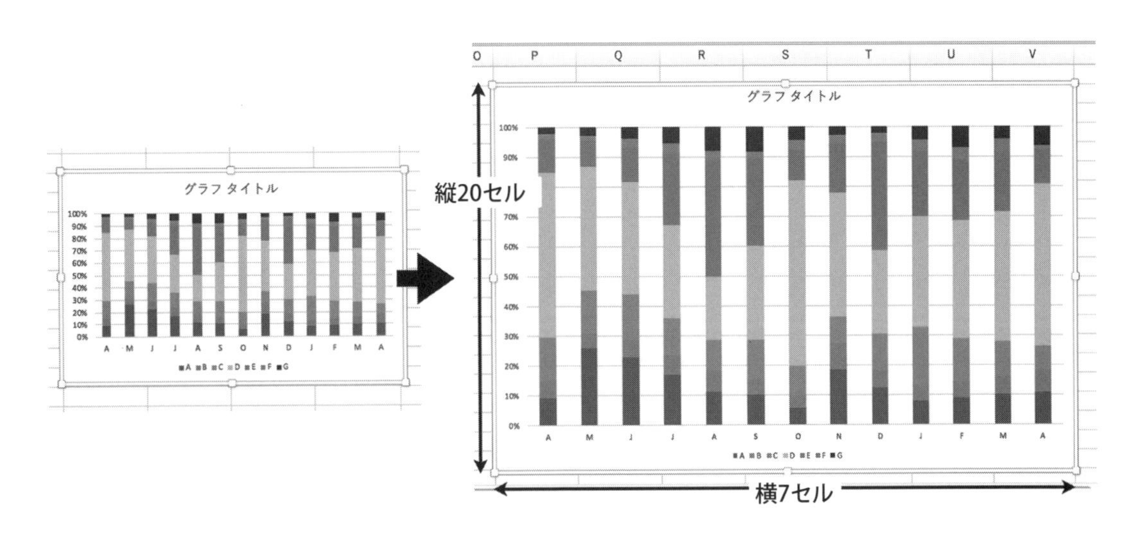

情報 **5：8（黄金比）となる縦棒グラフの大きさ** エクセルの各セルの大きさを幅 75 ピクセル，高さ 16 ピクセルに設定した時に，横 7 セル，縦 20 セル分の大きさ．

4）タイトル，凡例，ｙ軸の目盛線を削除します.

（それぞれに，カーソルを合わせてクリックして指定し，「delete」キーを押せば，削除できます.）

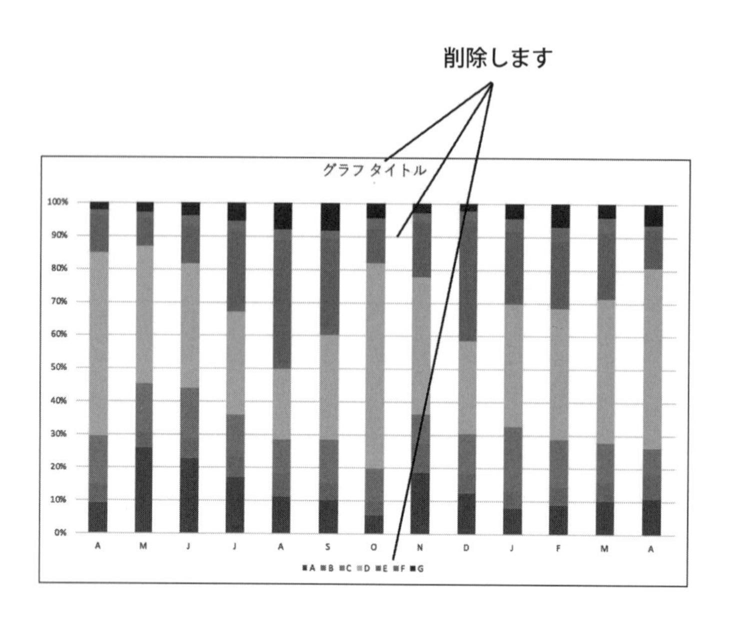

注意 凡例は後で加える.

エクセルでグラフに表示される凡例は，小さすぎてプレゼンテーションでは見にくいものになります．そこで，凡例はStep2［図の仕上げ］で，プレゼンソフト上で作成して加えます（P074参照）.

5）ｘ軸とｙ軸の書式を設定します.

① グラフのｘ軸をダブルクリックして，「軸の書式設定」を表示します.

②「軸のオプション」の「塗りつぶしと線」マークと，③「線」をクリックして選び，「線」のメニューを表示します.

④ 線（単色）を選び，

⑤ パレットをクリックして表示し，「黒色」を選びます.

⑥ 幅を１pt に設定します.

⑦ ｙ軸をクリックして選び，②～⑥の作業を繰り返します.

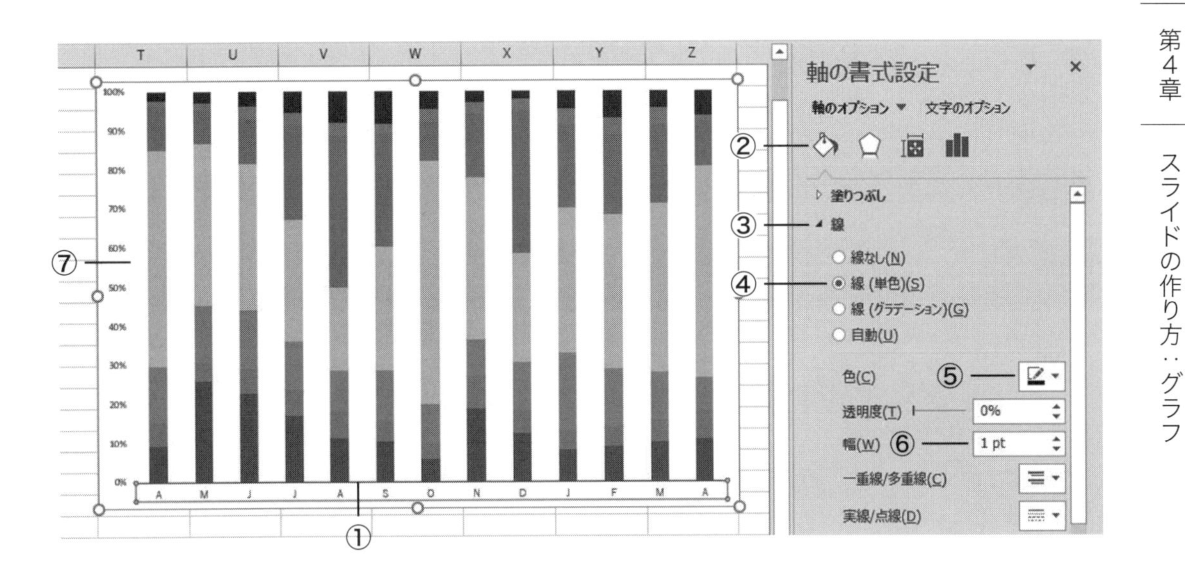

6） x 軸の「項目名」のフォントサイズを変えます.

① x 軸の「項目名」のいずれかをクリックして選択します.

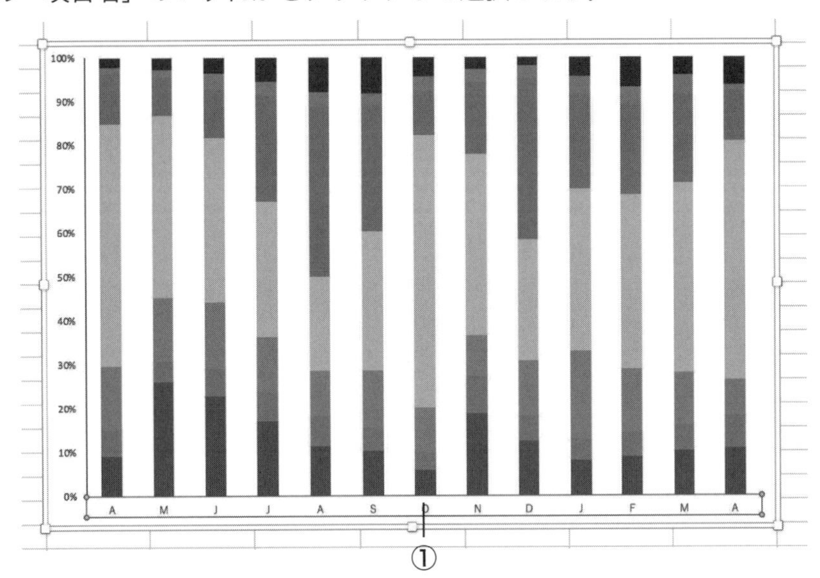

② その状態でエクセルの画面上部のメニューから「ホーム」を選びます.

③ フォントのプルダウンメニューをクリックして開きます.

④ 英語フォントの「Arial」を選びます.

⑤「B」を選びます.

⑥ 18〜24 pt のサイズを選びます.

【Windows】

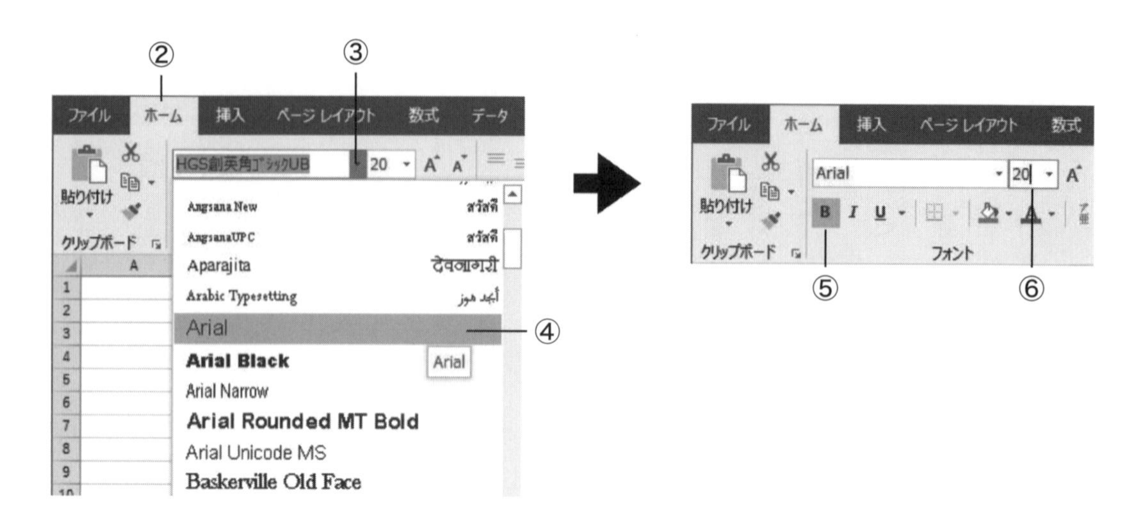

【Macintosh】

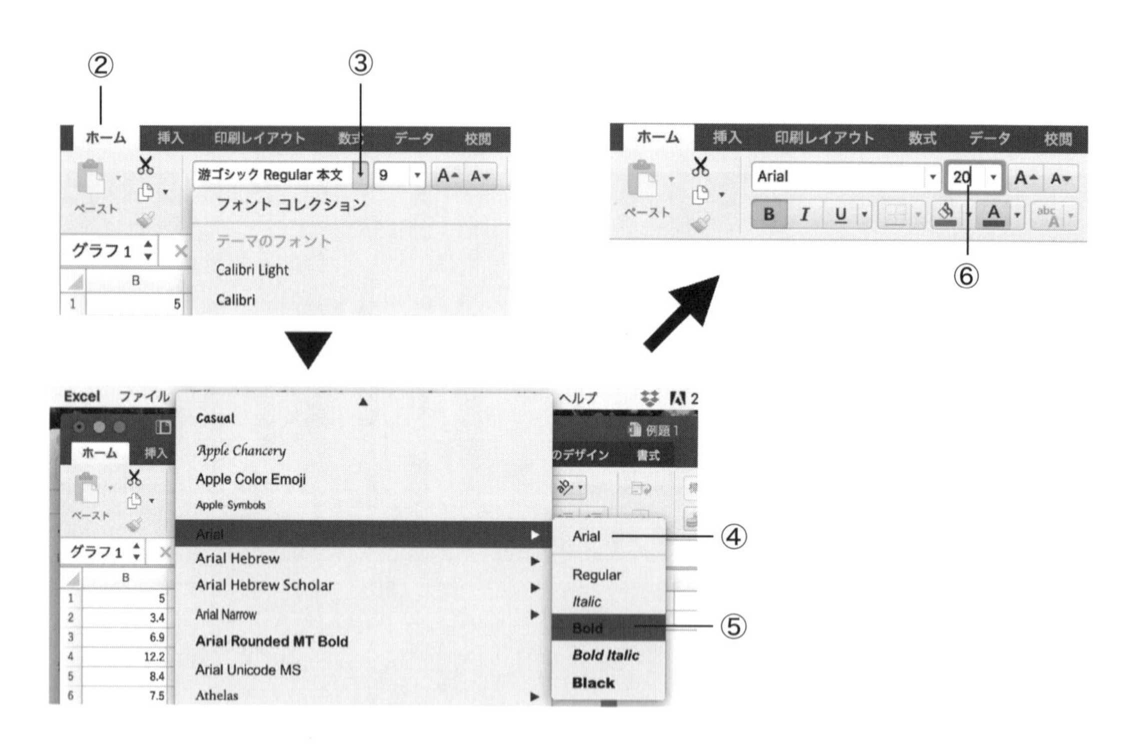

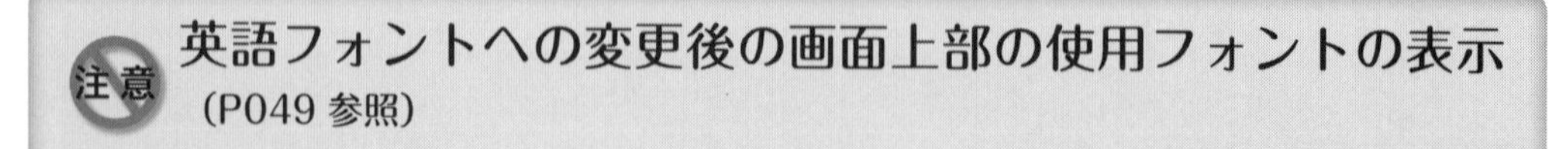

注意
英語フォントへの変更後の画面上部の使用フォントの表示
(P049 参照)

7）y軸の「目盛の種類」を設定します．

①グラフのy軸をダブルクリックして，「軸の書式設定」を表示します．

②「軸のオプション」マークと，③「目盛」をクリックして選び，「目盛」のメニューを表示します．

④「目盛の種類」として，「内向き」（または外向き）を選びます．

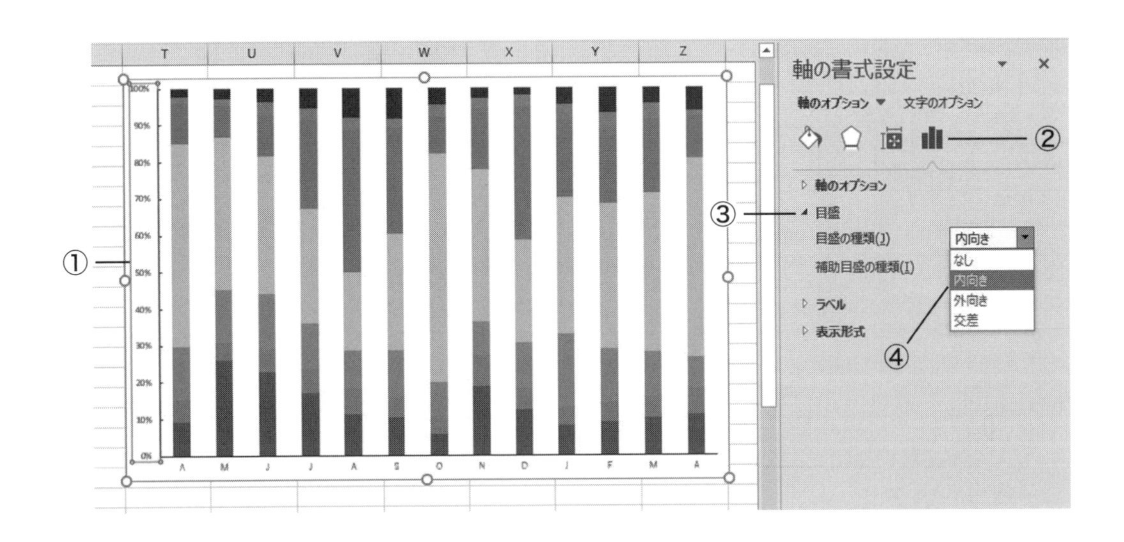

8）y軸の目盛を長くします．

y軸の目盛の数字のフォントサイズを大きくすると，それに連動して目盛の長さが長くなります．

①y軸をクリックして選択します．

②その状態でエクセルの画面上部のメニューから，「ホーム」をクリックして選びます．

③フォントサイズのプルダウンメニューをクリックして開きます．

④18〜24 ptのサイズを選びます．

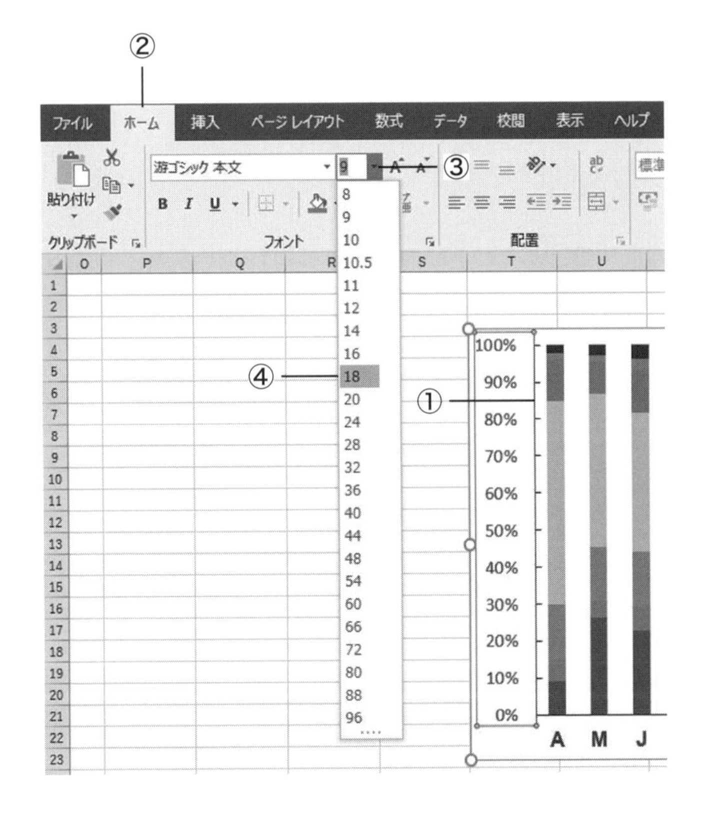

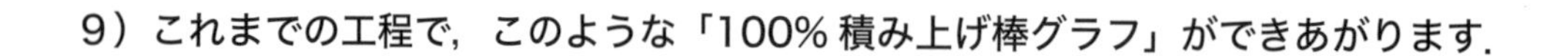
9）これまでの工程で，このような「100% 積み上げ棒グラフ」ができあがります．

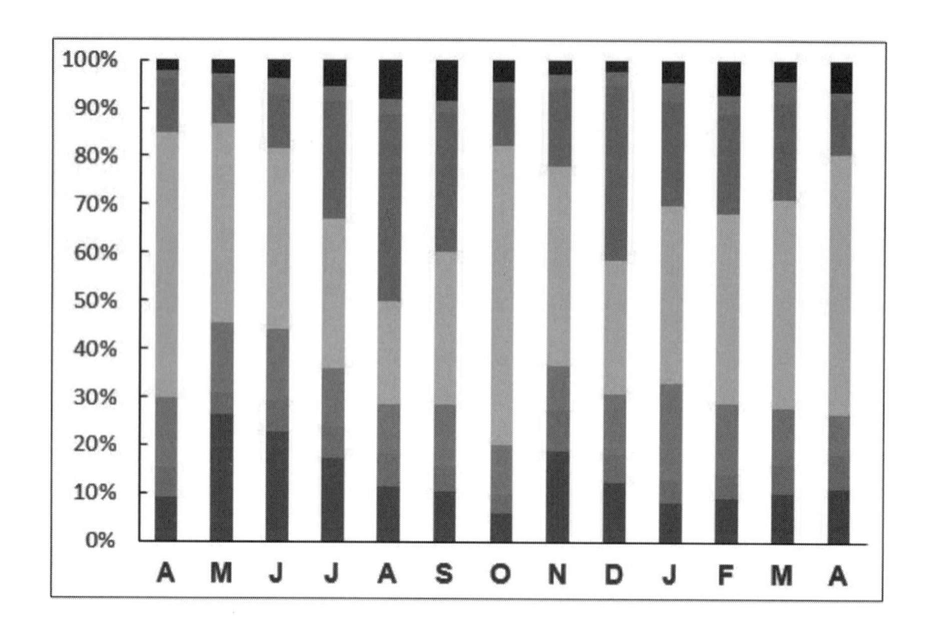

y 軸の問題点

y 軸の目盛の数字には，すべて「%」の単位が自動的に付いてしまいます．単位表記の重複をさけるために，Step2［図の仕上げ］において，この図をプレゼンソフトのスライドに貼り付けた後で，これらの数字には x 軸と同じ種類とサイズのフォントのものを上書きして修正します（P073）．

10)「100% 積み上げ棒グラフ」に「細い枠線」を加えます．

① x 軸をダブルクリックして，「軸の書式設定」を表示します．

② いずれかの項目の棒をクリックして選択します．グラフの棒の中で，同じ項目がすべて選択されます．「軸の書式設定」が「データ系列の書式設定」に替わります．

③「塗りつぶしと線」のマーク，④「枠線」をクリックして，「枠線」のメニューを表示します．

⑤ 線（単色）を選び，

⑥ パレットをクリックして表示し，「黒色」を選びます．

⑦ 幅を 0.5 pt に設定します．

⑧ 棒グラフの選択した項目の部分は設定した「細い枠線」に囲まれます．

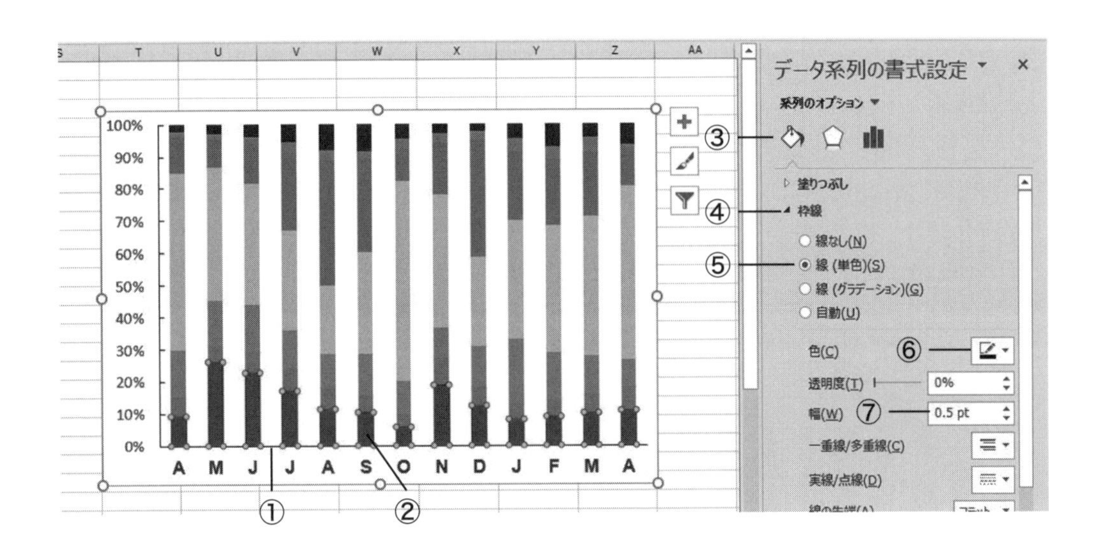

11) 10)の②～⑦の操作を他の項目についても行い，「100% 積み上げ棒グラフ」のすべての項目を「細い枠線」で囲みます.

「棒グラフ」を「細い枠線」で囲った場合と，囲わない場合の見え方を比較しました.
わずかな差ではありますが,「細い枠線」を加えた方が引き締まって見える感じがします.

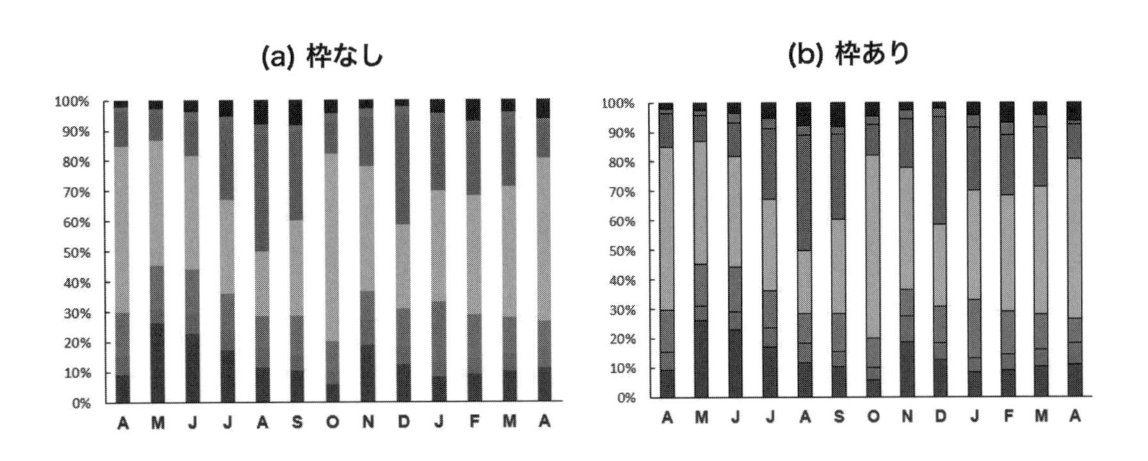

12）グラフの外枠の線を消します.

①グラフ外側の「グラフエリア」をダブルクリックして,「グラフエリアの書式設定」を表示します.

②「グラフのオプション」をクリックします.

③「塗りつぶしと線」マークと, ④「枠線」をクリックして,「枠線」のメニューを表示します.

⑤「線なし」を選びます.

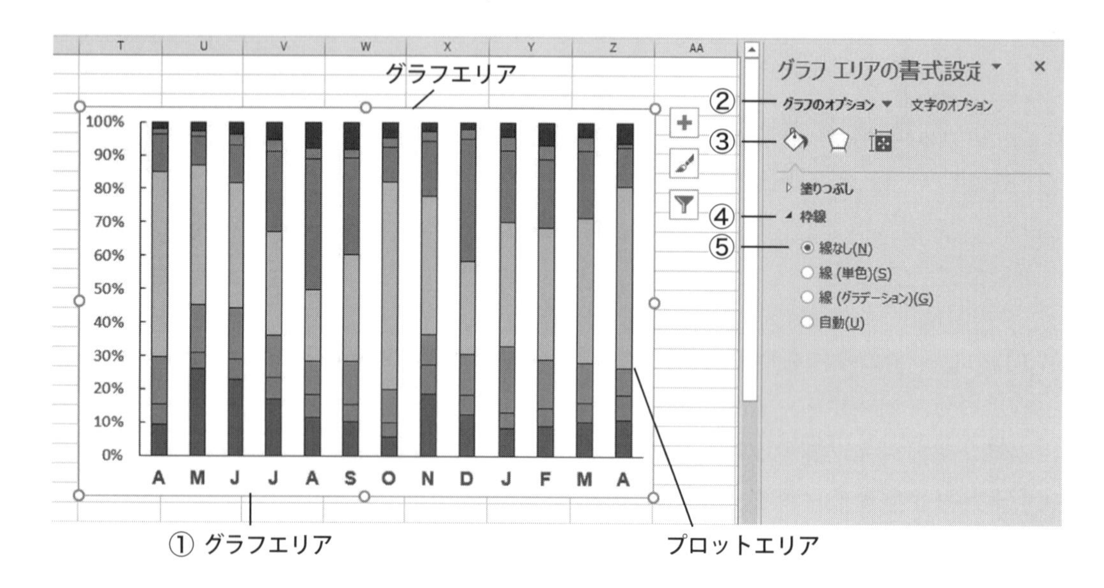

13）エクセルを使って Step1 の原図ができあがりました.

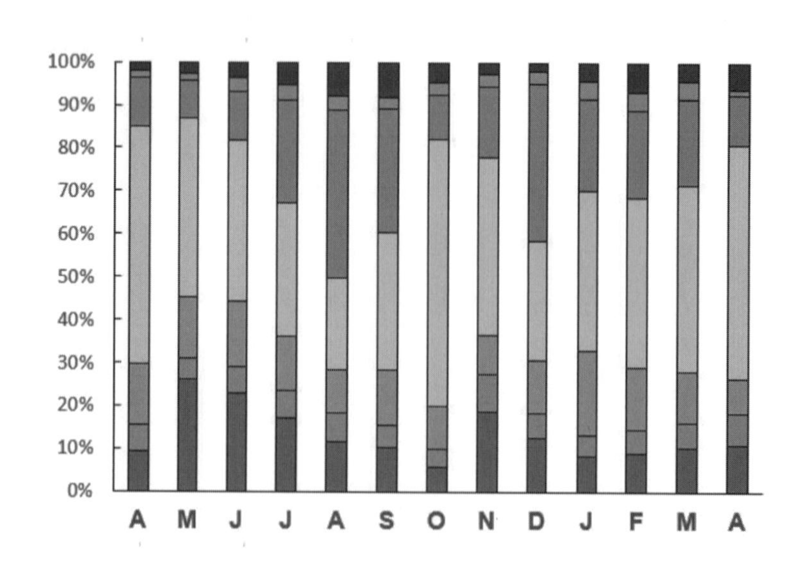

Step2 図の仕上げ

1）「4-1. グラフの基本「棒グラフ」のスライドを作る」の Step2（P055〜P063）にしたがって，Step1 で作成した原図をパワーポイントまたは Keynote のスライドに貼り付けます.

2）y 軸の目盛の仕上げを行います.

① y 軸の目盛全体を白色の長方形で覆って，メモリを隠します.

② 目盛の数字は半分の 6 個にして， x 軸と同じ種類で，同じ大きさのフォントを書き込みます，

③ y 軸の目盛の数字の単位「%」は，目盛の数字の一番上に 1 つだけ書き込みます.

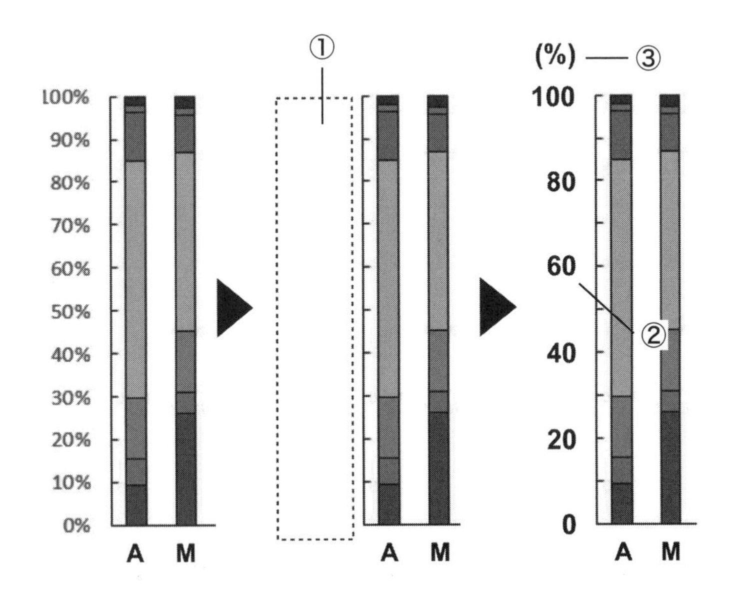

3）凡例の作成

凡例をパワーポイントや Keynote の作図機能を使って作成します．凡例はグラフの右上隅に置き，その上端をグラフの上端に合わせます．

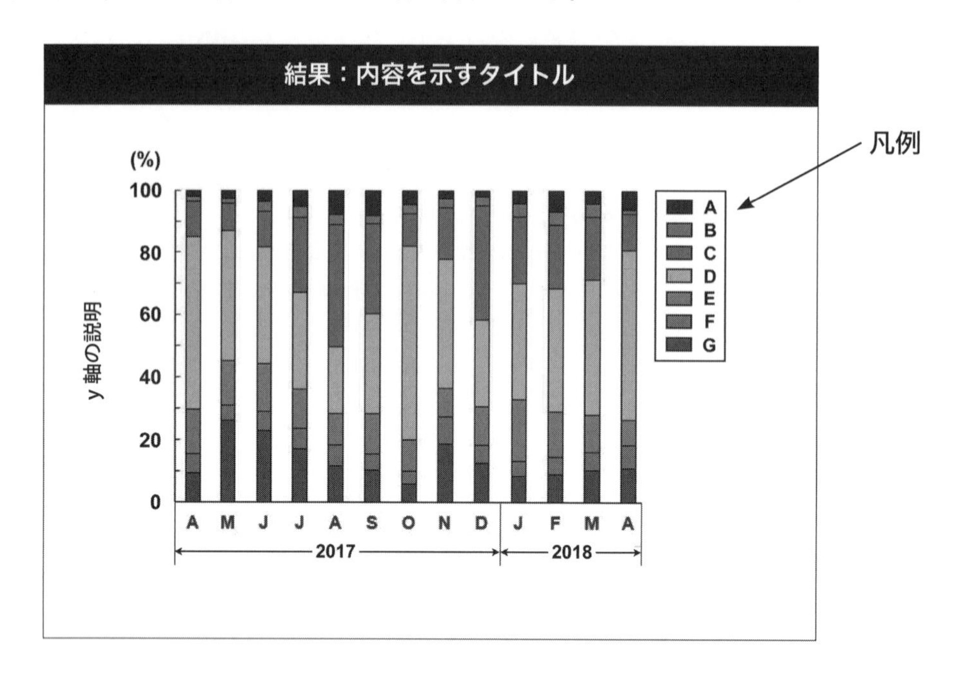

情報 グラフと同じ色の凡例を作る［MacOS の場合］

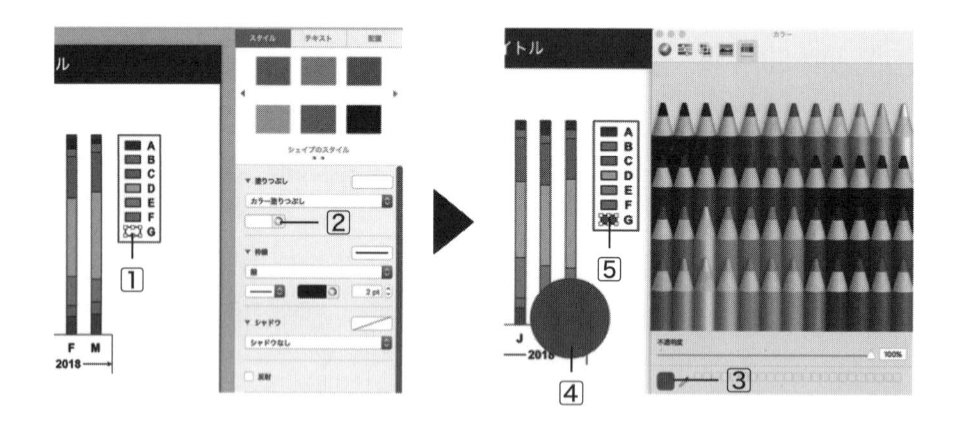

1 グラフの色を示す凡例をクリックして選びます．

2 色のパレットをクリックして選びます．

3 カラーを選択するウィンドウが表示されます．左下のスポイトのマークをクリックして選びます．

4 カーソルが丸い円となり，カーソルの位置の色が表示されます．グラフ上にカーソルを動かして，凡例に使う色をカーソルに表示して，クリックします．

5 凡例にグラフと同じ色が表示されます．

（口絵 P008 にカラー画像あり）

4-3. 折れ線グラフを「散布図(直線とマーカー)」で描く

理系の研究では，ある現象の時間経過に伴う変化を追跡する実験や観測を行って，グラフにまとめる機会が多くあります．このような場合には，x 軸に時間経過を，y 軸にはその現象の数値化した値を取って，「折れ線グラフ」として表現します．しかしながら，作図の Step1 として，エクセルの「折れ線グラフ」の機能を使って原図を描くと，観察した時間間隔が一定でない場合（＝ x 軸のデータが一定間隔で取られていない場合），x 軸の値はその時間変化（x の値の任意の変化）に対応した間隔を取ることができません（下図の (a)）．そこで，この折れ線グラフは，「散布図（直線とマーカー）」として作成します（下図の (b)）．

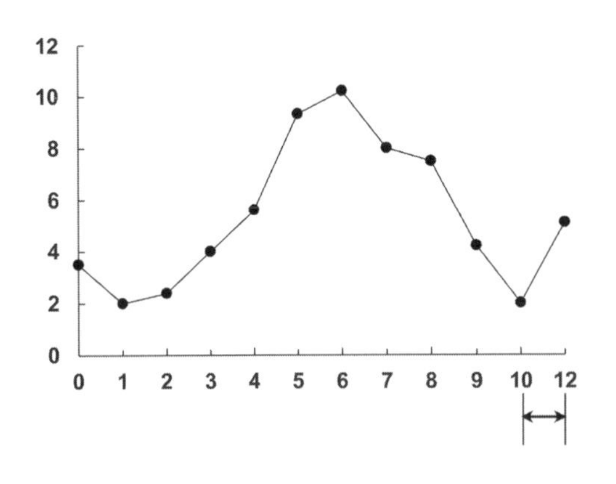

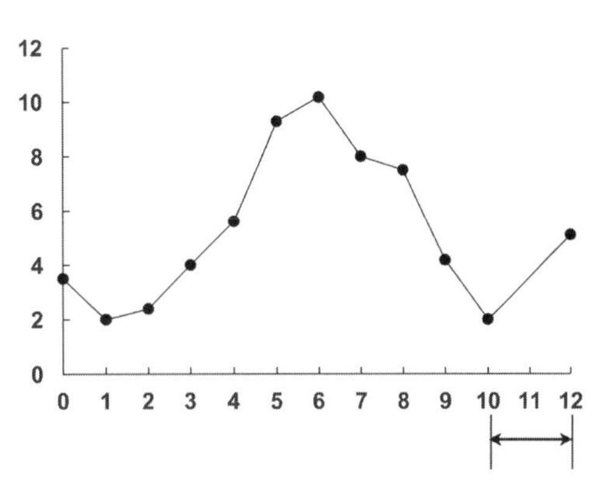

Step1 原図の作成

1）散布図では，x の値に対する y の値が必要となります．

ここでは，ある実験の時間経過（x 分後）に伴う実験結果（y）の変化を示すグラフを作成します．エクセルのシートに経過時間（x 分後）と，その時の実験結果（y）のデータを入力します．

例題 3

	A	B
1	x軸：時間経過（分）	y軸：実験結果
2	0	3.5
3	1	2.0
4	2	2.4
5	3	4.0
6	4	5.6
7	5	9.3
8	6	10.2
9	7	8.0
10	8	7.5
11	9	4.2
12	10	2.0
13	12	5.1

2）データとグラフを選択します．

①データの範囲をカーソルで指定します．

②「挿入」をクリックします．

③「グラフ」のメニューから「散布図」を選びます．

④「散布図」のメニューから「散布図（直線とマーカー）」を選びます．

【Windows】

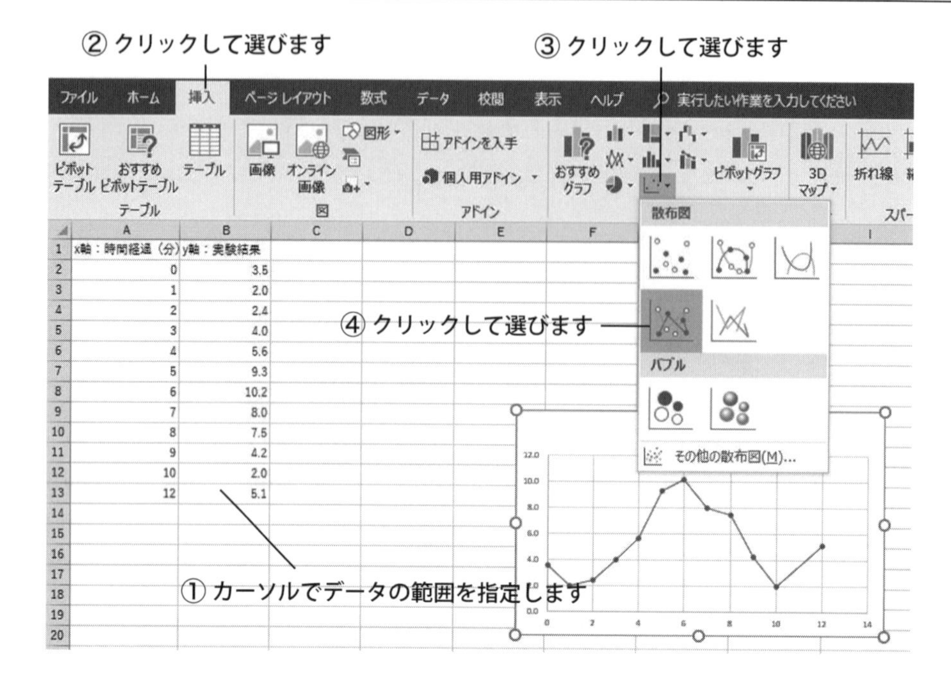

【Macintosh】

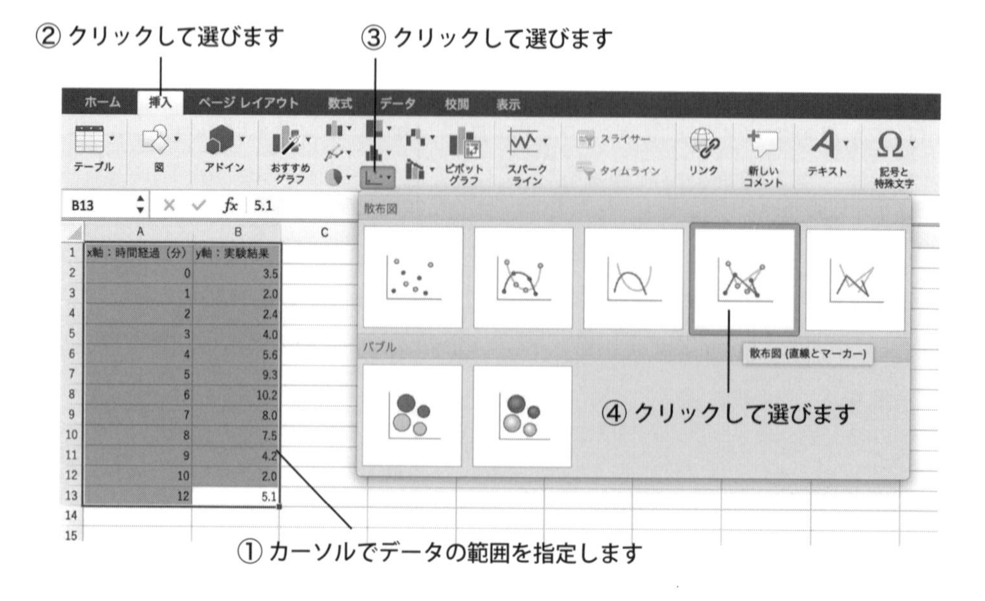

3）散布図（直線とマーカー）が作成されます.

① タイトルの「y 軸：実験結果」を削除します.

② x 軸と y 軸の目盛り線，および凡例を削除します.
（カーソルを合わせてクリックして指定し，「delete」キーを押せば，削除できます）

③ 縦横比＝ 5：8（黄金比）（例：エクセルのシート上で，横 7 セル，縦 20 セルの大きさ）（セルの大きさ：幅 75 ピクセル，高さ 16 ピクセル）となるようにグラフを拡大します.

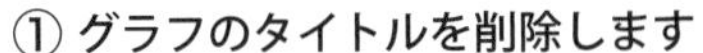

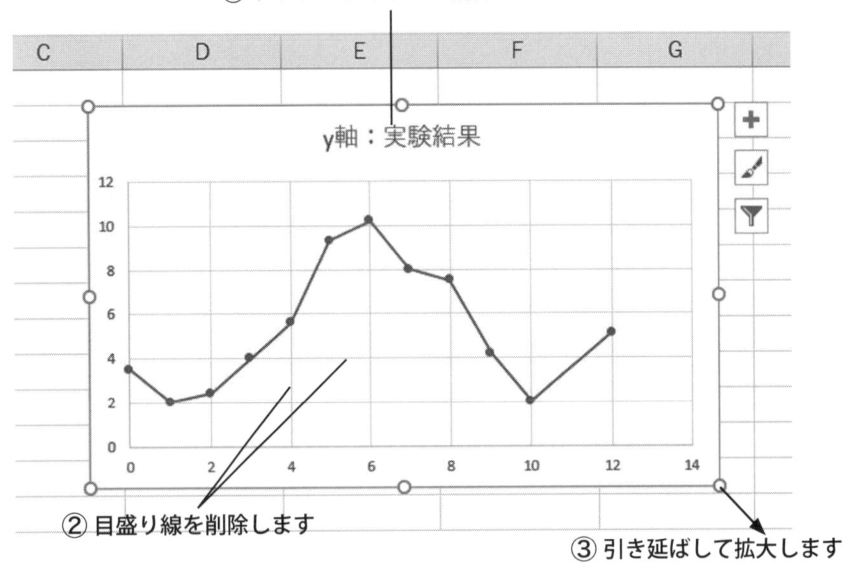

4） x 軸の書式を設定します.

① グラフの x 軸をダブルクリックして，「軸の書式設定」を表示します.

②「軸のオプション」の「塗りつぶしと線」マークと，③「線」をクリックして選び，「線」のメニューを表示します.

④ 線（単色）を選び，⑤ パレットをクリックして表示し，「黒色」を選びます.

⑥ 幅を 1 pt に設定します.

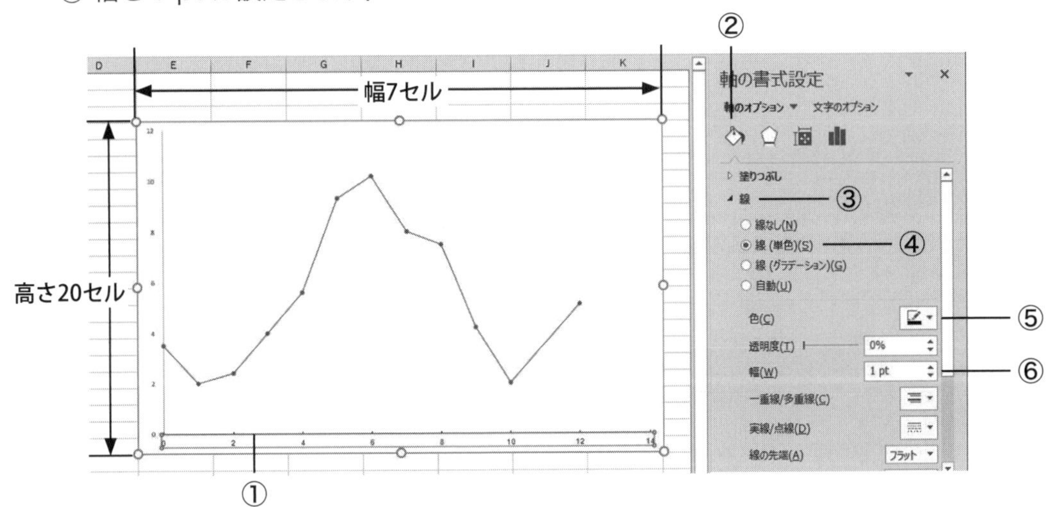

5）軸の目盛を設定します．

①「軸の書式設定」の「軸のオプション」マークと，

②「目盛」をクリックして選び，「目盛」のメニューを表示します．

③ 軸の「目盛の種類」として，「内向き」（または外向き）を選びます．

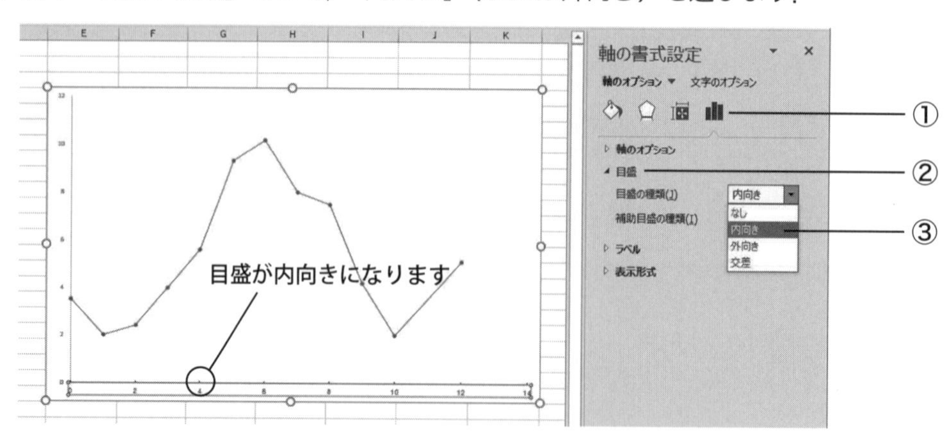

6）x 軸の目盛のフォントの種類を変更し，サイズを大きくします．

① エクセルの画面上部のメニューから，「ホーム」をクリックして選びます．

② 表示されたフォントのプルダウンメニューから，使用するフォントを選びます．ここでは，英語フォントの「Arial」を選びます．

③ フォントサイズを設定します．

④「B」にします．

⑤ パレットをクリックして表示し，「黒色」を選びます．

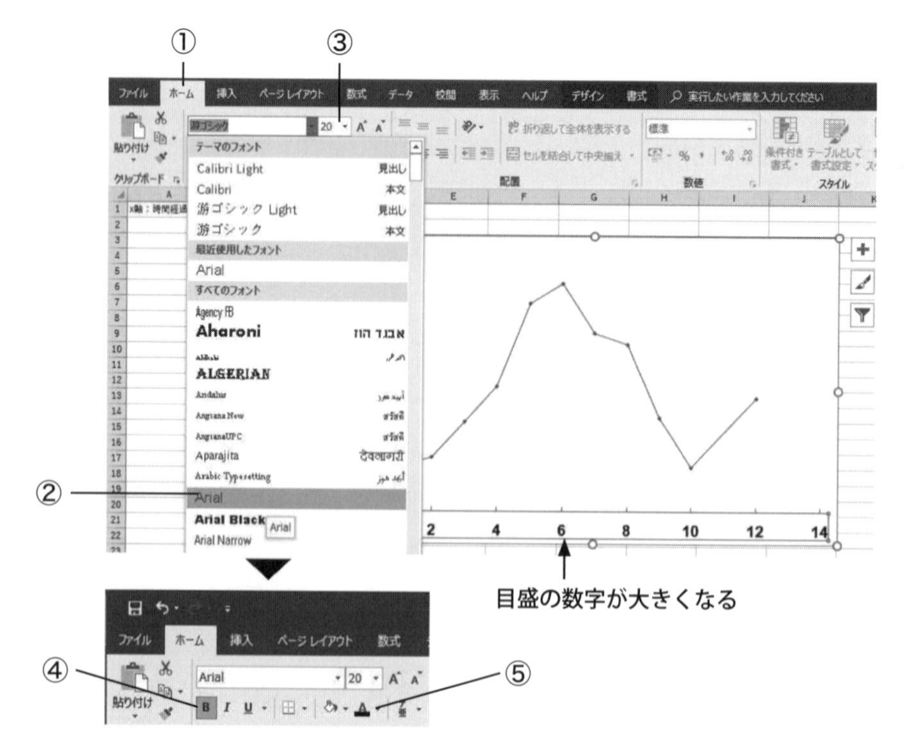

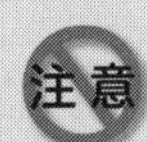

英語フォントへの変更後の画面上部の使用フォントの表示

（P049 参照）

7） x 軸の目盛の最大値，最小値，区切りの単位を修正します．

④「軸のオプション」をクリックして選び，「軸のオプション」メニューを表示します．

⑤「上下限」の最小値（0.0）と最大値（12.0）に，

⑥「単位」の主 =1.0 を設定します．

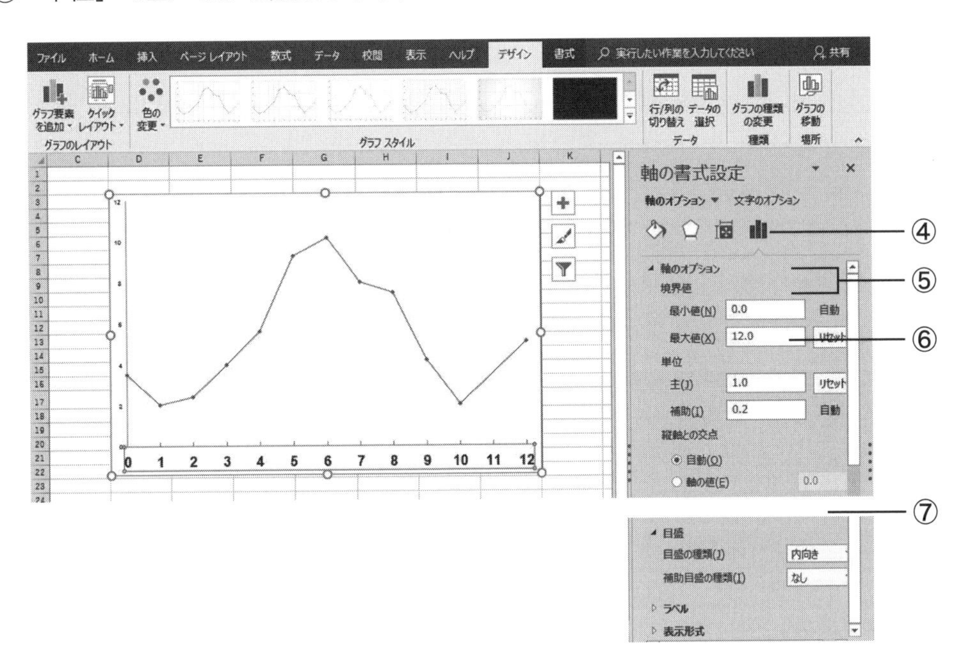

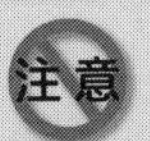

目盛

［軸の書式設定］の軸のオプションの下の方にある［目盛］の**「目盛の種類 ⑦」**が，「内向き」または「外向き」になっていないと，7）の⑥で単位を設定しても，補助目盛は表示されません．

9）y 軸の書式設定を行います.

① y 軸の目盛をダブルクリックして「軸の書式設定」を表示し，y 軸に対して，4）～8）と同じ作業を繰り返してください.

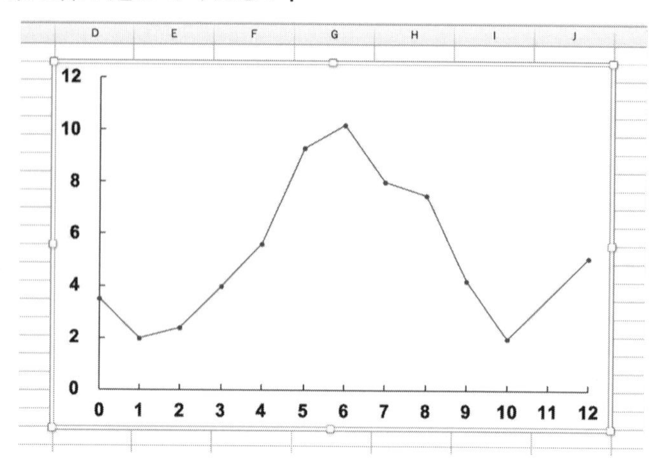

10）グラフの「折れ線」上のマーカーのサイズを拡大します.

①マーカーのいずれかをクリックして，選択状態にします.

②「データ系列の書式設定」の「マーカー」より「マーカーのオプション」をクリックして表示し，「組み込み」を選びます.

③「マーカーの種類」と「サイズ」を適宜選びます.

④「塗りつぶし」をクリックしてメニューを表示します.

⑤「塗りつぶし（単色）」を選び，

⑥ パレットをクリックして表示し，「黒色」を選びます.

⑦ 枠線を表示して「線なし」に設定します.

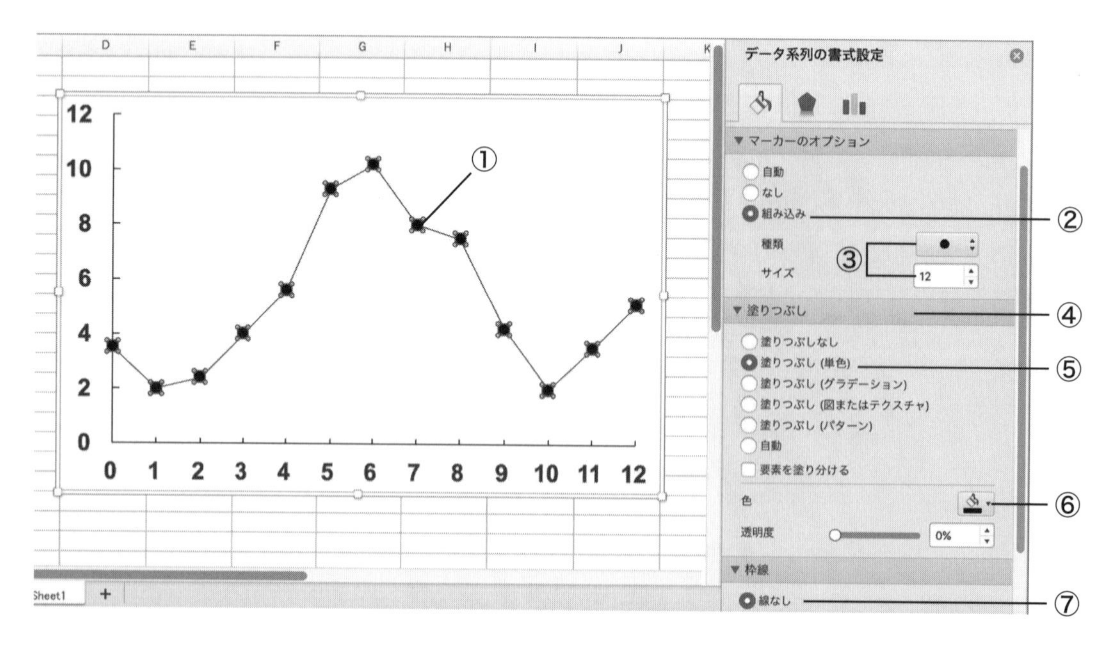

参考 マーカー（点）の大きさ

折れ線グラフ上のマーカー（点）の大きさは，パソコン画面のエクセルのグラフ上では大きく見えがちです．この段階では，少し大きく感じるくらいのサイズを選んでおきましょう．例では 12pt を選んでいます．

11）折れ線の色と太さを設定します．

① 10）と同様に，「折れ線グラフ」上のマーカー（点）のいずれかをクリックして，「マーカー」を選んだ状態にします．

②「データ系列の書式設定」の「線」を表示して，「線（単色）」を選び，

③「色」のパレットをクリックして表示し，線の色をマーカーと同色（ここでは黒色）を選び，

④ 幅を「1 pt」に設定します．

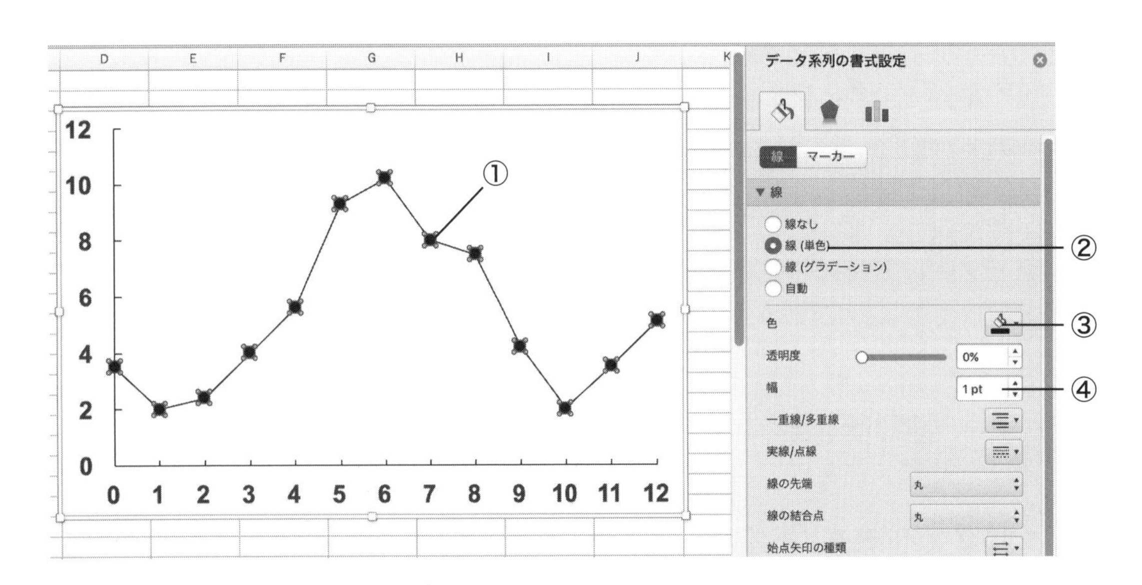

注意 折れ線の幅

「折れ線」の幅は 1 pt に設定します．グラフでもっとも目立たさなければならないものは，折れ線上のマーカーです．エクセルが自動的設定する線幅は太すぎて，マーカーが目立ちません．

12) グラフの枠線を消します.

①「グラフエリア」をダブルクリックして,「グラフエリアの書式設定」を表示します.

②「グラフのオプション」より，枠線を表示し，「線なし」を選びます.

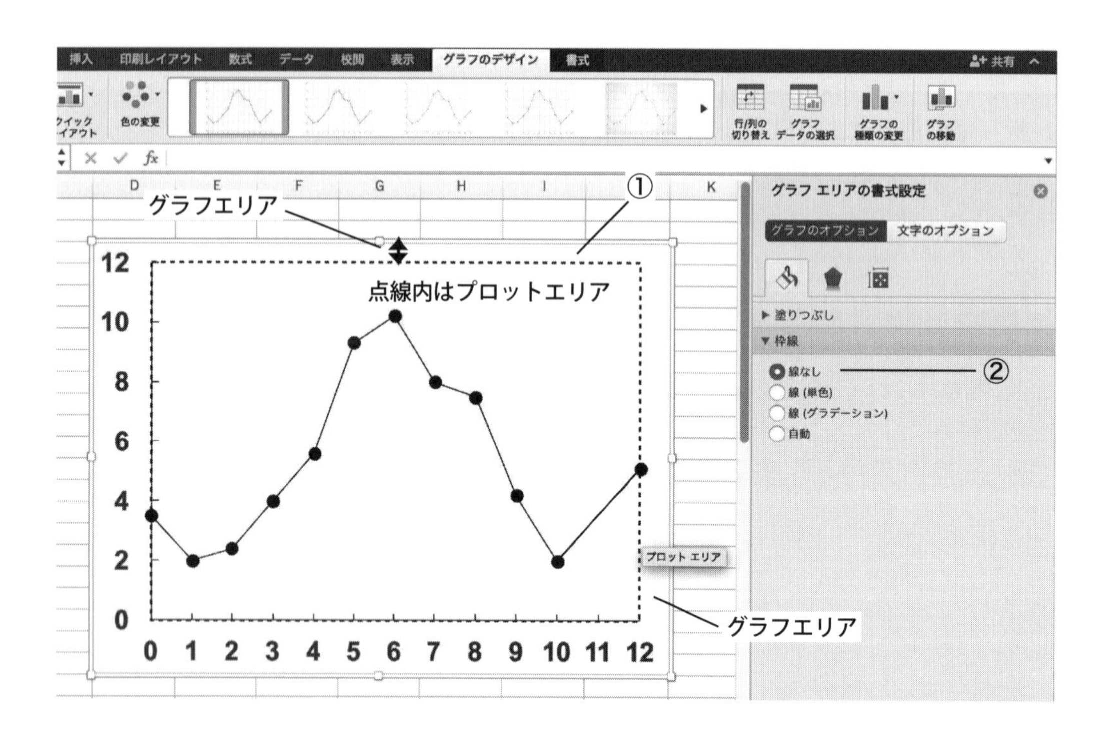

Step2 図の仕上げ

1)「4-1. グラフの基本「棒グラフ」のスライドを作る」の Step2［図の仕上げ］(P055 ～P063) と同じ要領で，プレゼンソフトのスライド上に図を貼り付けて，図を仕上げてください.

2) これで折れ線グラフ「散布図（直線とマーカー)」が完成しました．必要に応じて，説明や，写真などのカットを加えてください.

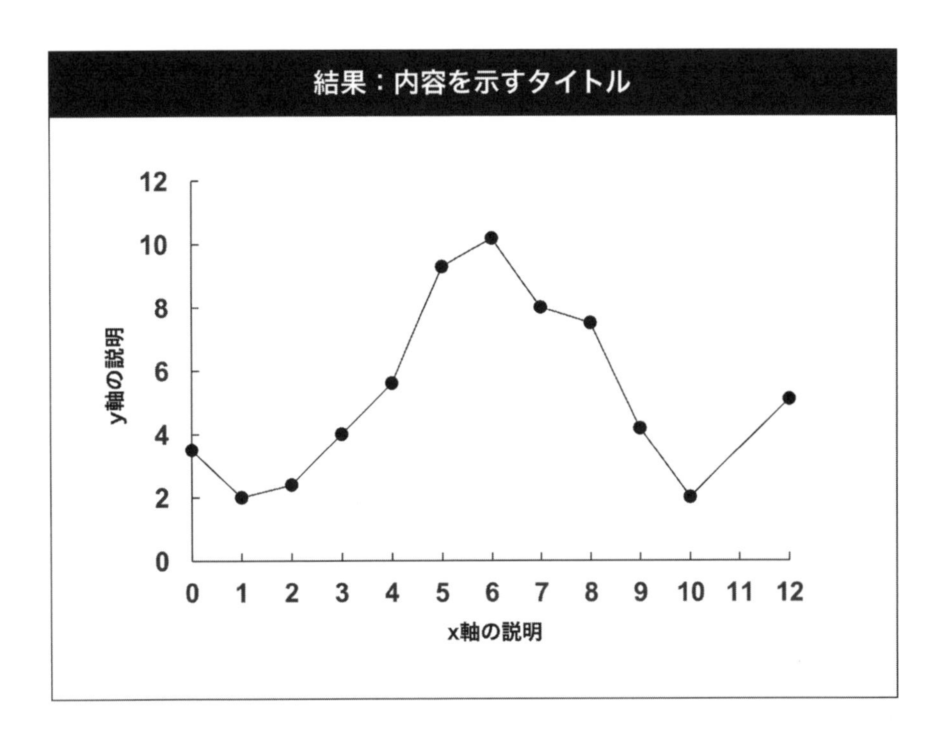

参考　x 軸の時間変化が 60 進法の単位で表現されている場合

例題 4

C25　fx

	A	B	C
1	x軸：時間経過	x軸：時間経過（分）	y軸：実験結果
2	0	0.00	3.5
3	1分15秒	1.25	2.0
4	2分30秒	2.50	2.4
5	3分	3.00	4.0
6	4分	4.00	5.6
7	5分23秒	5.38	9.3
8	8分50秒	8.83	10.2
9	10分30秒	10.50	8.0
10	15分35秒	15.58	7.5
11	20分14秒	20.23	4.2
12	30分30秒	30.50	2.0
13	42分5秒	42.08	3.5
14	60分	60.00	5.1
15			
16			

実験で，対象としている現象の時間的な変化を追跡するとき，その経過時間の単位が 60 進法の分や秒で表現されている場合があります．このような場合には，経過時間を 10 進法で表現します．

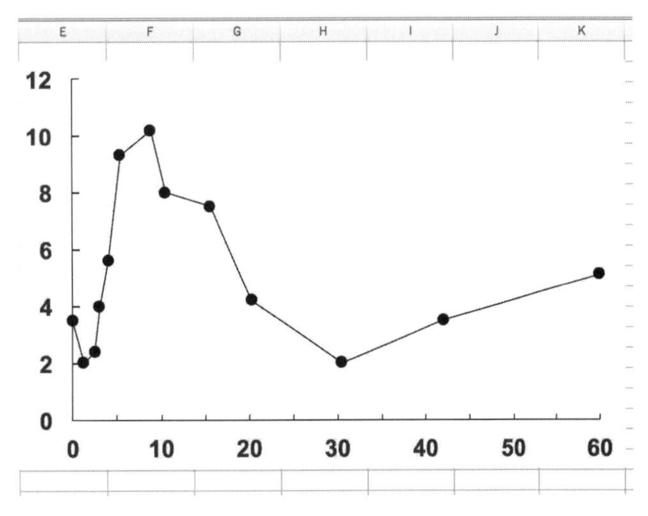

4-4. 周年変化を「折れ線グラフ」で描く

自然現象の研究では，その現象を毎月調査して，その周年変化をグラフとしてまとめることが少なくありません．このような場合，グラフのｘ軸の目盛は月単位となり，日単位のデータを使って，エクセルの「折れ線グラフ」として値の変化を描くことができます．

Step1 原図の作成

1）例題５のデータを入力します．

例題５

	A	B	C
1	x軸：時間経過（日付）	y軸：実験結果	
2	2016/9/5	3.5	
3	2016/10/20	2.0	
4	2016/11/15	2.4	
5	2016/12/10	4.0	
6	2017/1/8	5.6	
7	2017/2/20	9.3	
8	2017/3/10	10.2	
9	2017/4/15	8.0	
10	2017/5/28	7.5	
11	2017/6/10	4.2	
12	2017/7/15	2.0	
13	2017/8/28	3.5	
14	2017/9/20	5.1	
15			

2）ｘ軸のデータを入力したエクセル・シート上のセルの表示形式を「日付」に指定します．

① 対象となるエクセル・シートのセルの範囲を，カーソルで指定します．

② エクセルの画面上部の「セルの表示形式」のプルダウンメニューから「短い日付形式」を選びます．

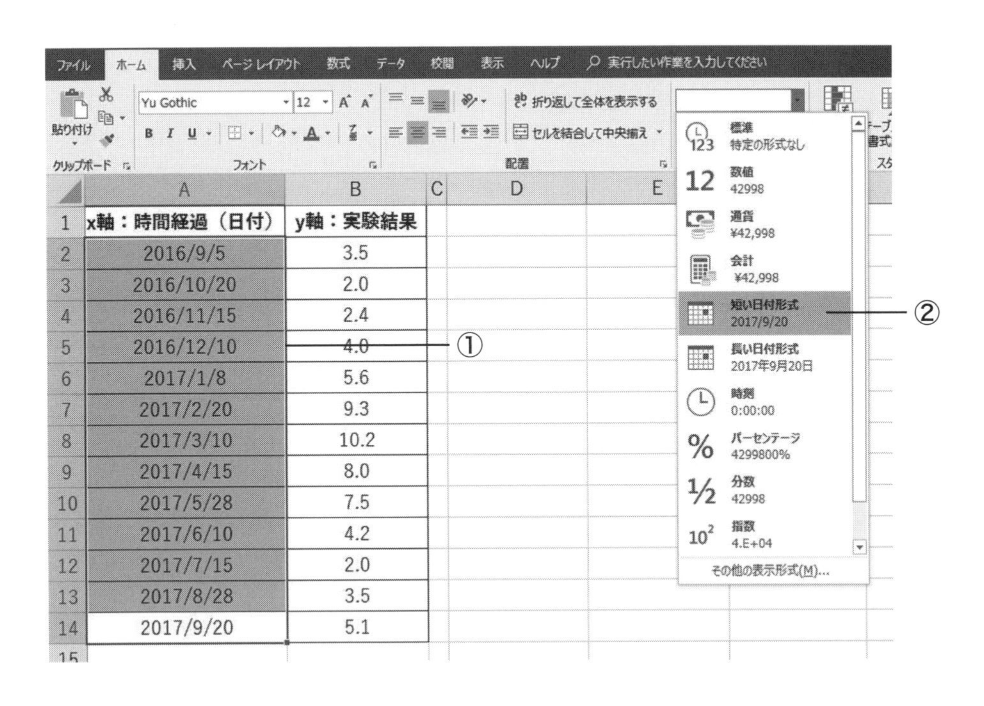

3）グラフを作成します．

① x 軸と y 軸のデータの範囲をカーソルで指定します．

②「挿入」をクリックします．

③「折れ線グラフ」をクリックしてのメニューを表示します．

④「2-D 折れ線」の「マーカー付き折れ線」をクリックして選びます．

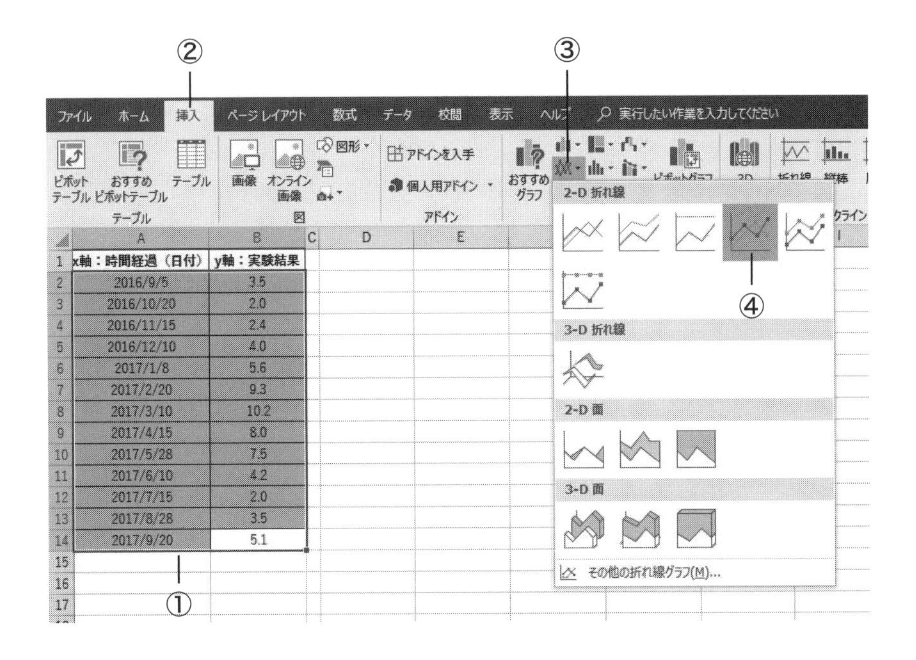

4)「マーカー付き折れ線グラフ」が作成されます.

① 作成されたグラフをエクセルのシート上で，黄金比(5：8)の大きさになるように横7セル：縦22セルに拡大します.

※1つのセルの大きさは，幅75ピクセル×高さ16ピクセル

② タイトルと，

③ 横線を削除します.

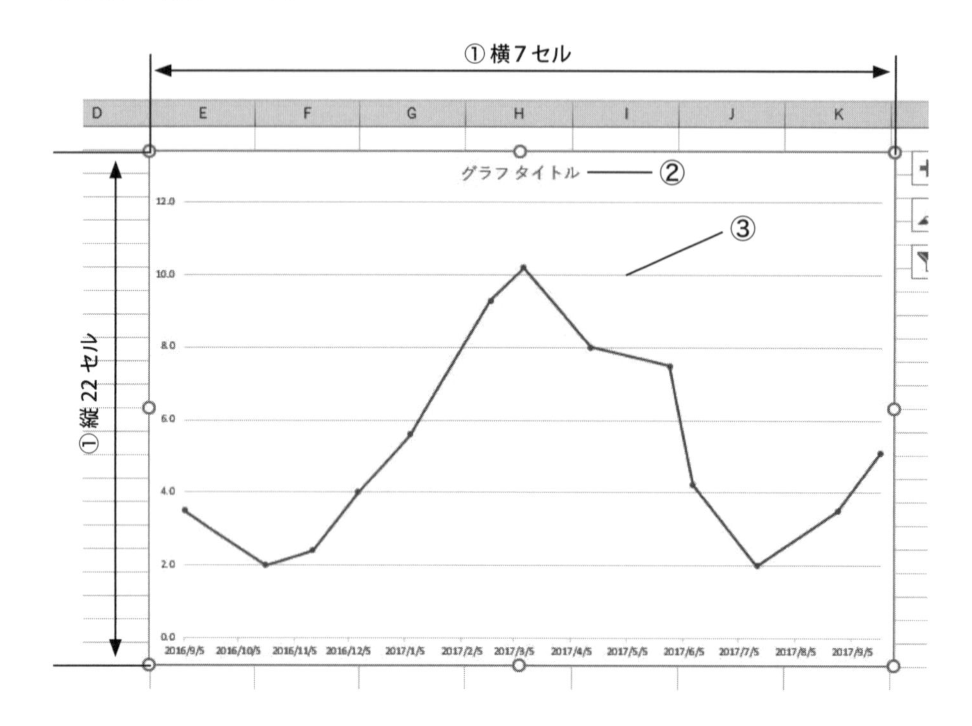

注意 グラフの縦の長さは22セル

前述の3つのグラフと異なり，最終的にグラフの縦横比を黄金比にするために，この場合はグラフの**縦の長さを22セル，横の長さを7セル**に設定します.

5) x軸とy軸の書式を設定します.

① グラフのx軸をダブルクリックして，「軸の書式設定」を表示します.

②「軸のオプション」の「塗りつぶしと線」マークと，③「線」をクリックして選び，「線」のメニューを表示します.

④ 線（単色）を選び，

⑤「色」のパレットをクリックして表示し，「黒色」を選びます.

⑥ 幅を1ptに設定します.

⑦ y軸をダブルクリックして選び，②～⑥の作業を繰り返します.

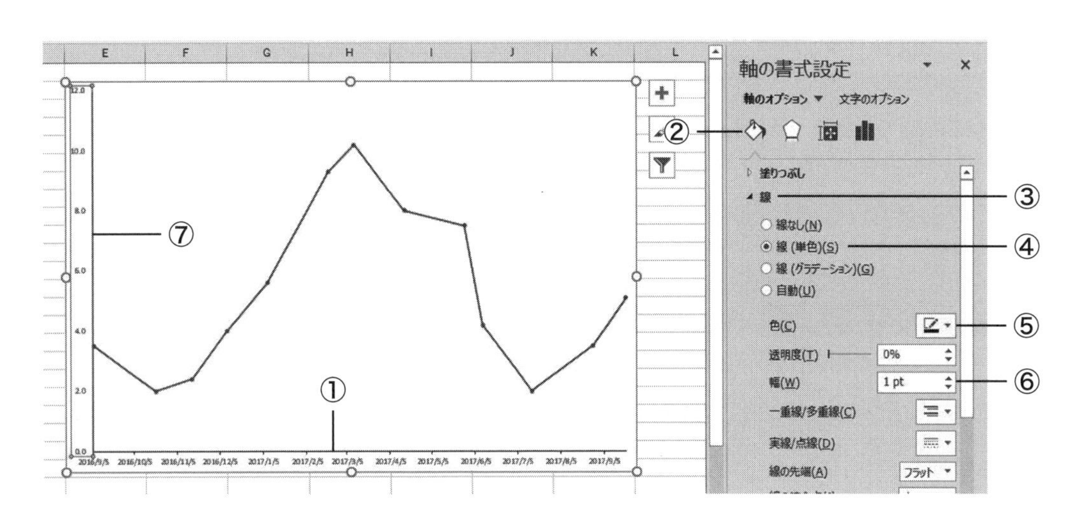

6）x 軸の目盛を１ヶ月毎に設定します.

① グラフの x 軸をダブルクリックして,「軸の書式設定」を表示します.

②「軸オプション」マークをクリックして選びます.

③「境界値」の最小値を「2016/9/1」, 最大値を「2017/10/1」に,

④「単位」の「主」を「1 月」に,

⑤「縦軸との交点」として「日付」を選び,

⑥「2016/9/1」を入力します.

⑦「軸位置」として,「目盛」を選びます.

⑧「目盛」をクリックして,

⑨「内向き」を選びます.

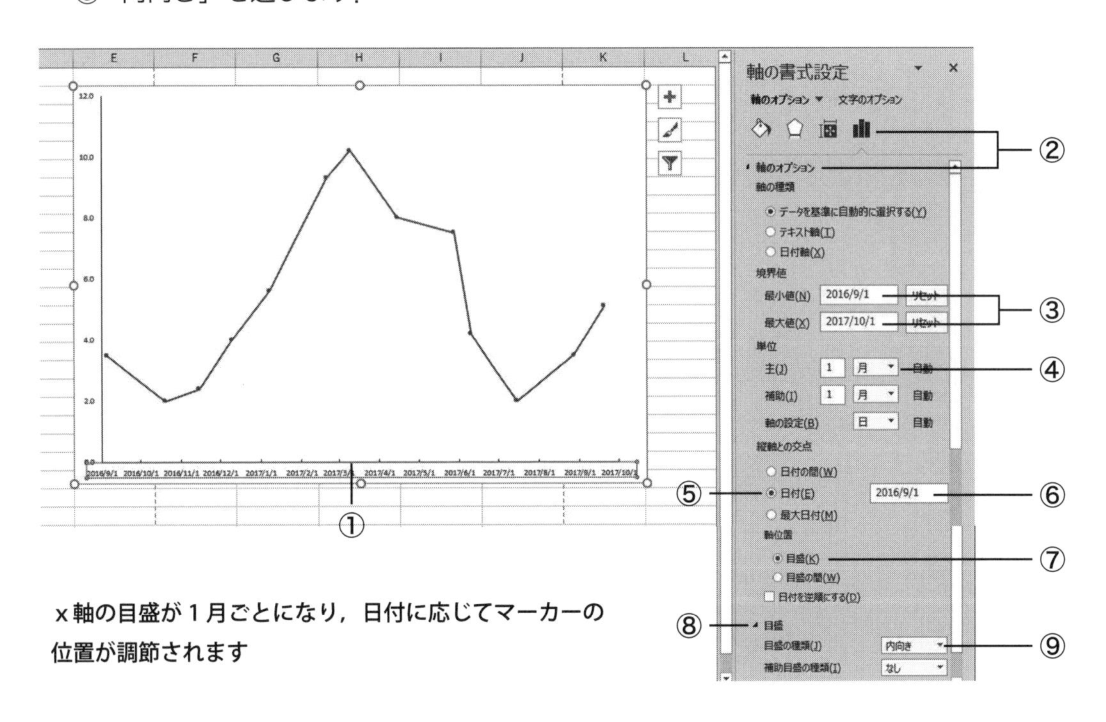

x 軸の目盛が 1 月ごとになり, 日付に応じてマーカーの位置が調節されます

7）グラフのｙ軸の目盛を内向きにします．

① 6）⑨の作業を行った状態で，ｙ軸をダブルクリックします．

②「軸の書式設定」の「目盛」の「目盛の種類」をクリックして，「内向き」を選びます．

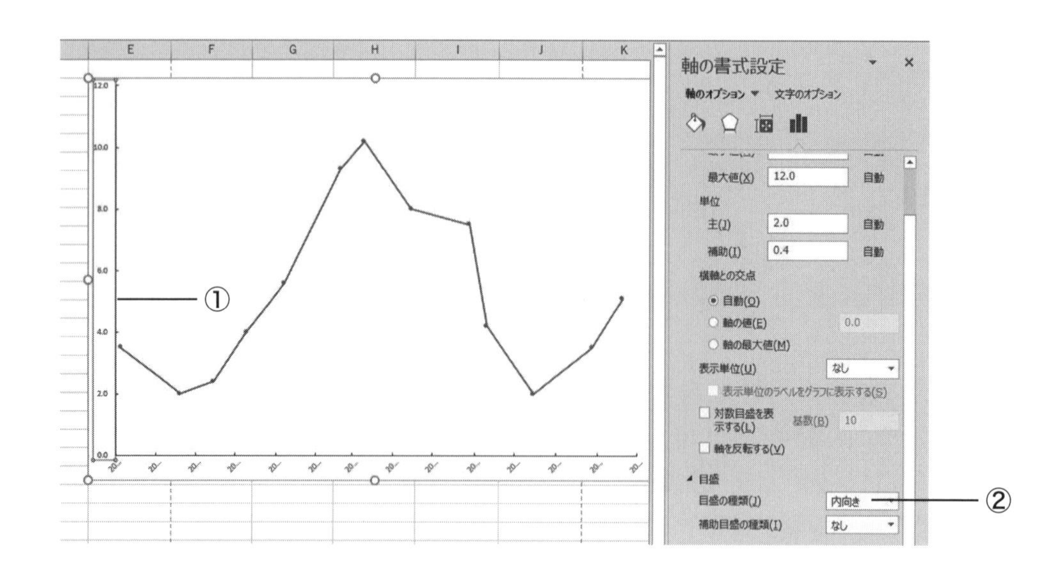

8）ｘ軸の目盛の文字を調整します．

① ｘ軸をクリックして選択します．

② エクセルの画面上部のメニューから，「ホーム」をクリックして選びます．

③ 表示されたフォントのプルダウンメニューから英字の「Arial」を選び，

④「B」をクリックして太字にします．

⑤ フォントのサイズは，18 ～ 24 pt の範囲から適当なサイズを選びます．

⑥ パレットをクリックして表示し，「黒色」を選びます．

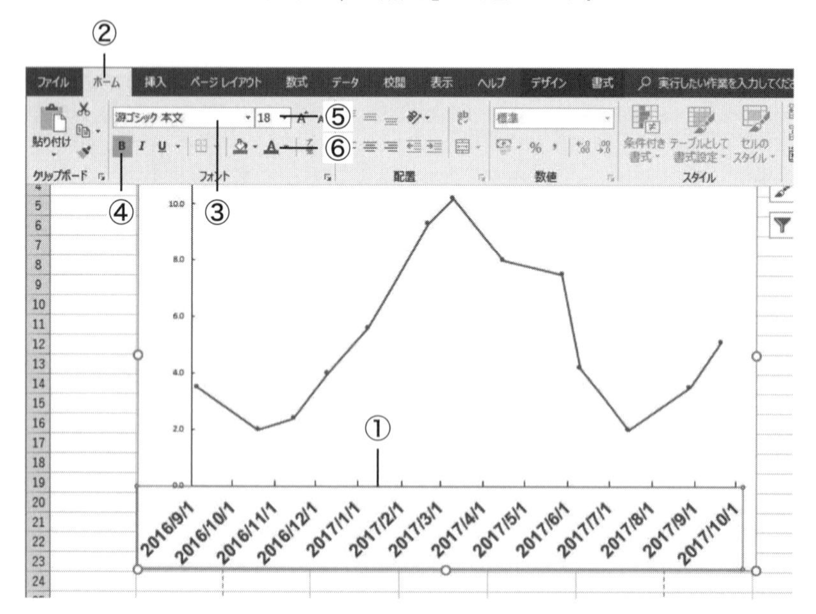

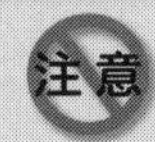

英語フォントへの変更後の画面上部の使用フォントの表示
(P049 参照)

9） y 軸の目盛の数字も同様に調整します.

① y 軸をクリックして選択します.

② エクセルの画面上部のメニューから,「ホーム」をクリックして選びます.

③ 表示されたフォントのプルダウンメニューから英字の「Arial」を選び,

④「B」をクリックして太字にします.

⑤ フォントのサイズは, x 軸の目盛の文字と同じ大きさを選びます.

⑥ パレットをクリックして表示し,「黒色」を選びます.

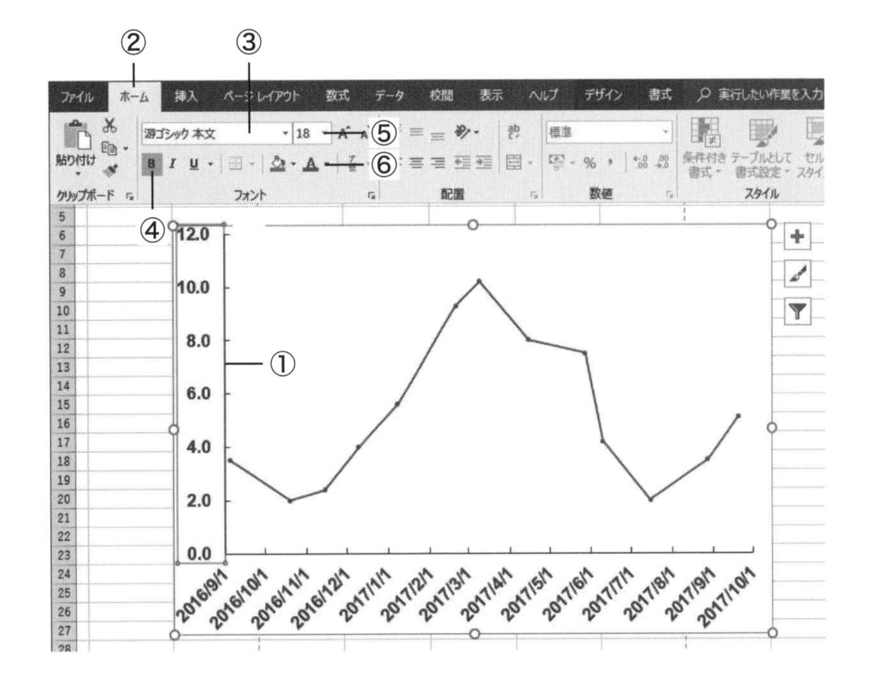

10) y軸の目盛の数字の ".0" は不要です．これらの数字を整数にします．

① y軸をダブルクリックして，「軸の書式設定」を表示します．

②「軸のオプション」マークをクリックして選びます．

③「表示形式」をクリックして選びます．

④「カテゴリー」のプルダウンメニューから，「数値」を選択します．

⑤ 小数点以下の桁数として「0」を入力します．

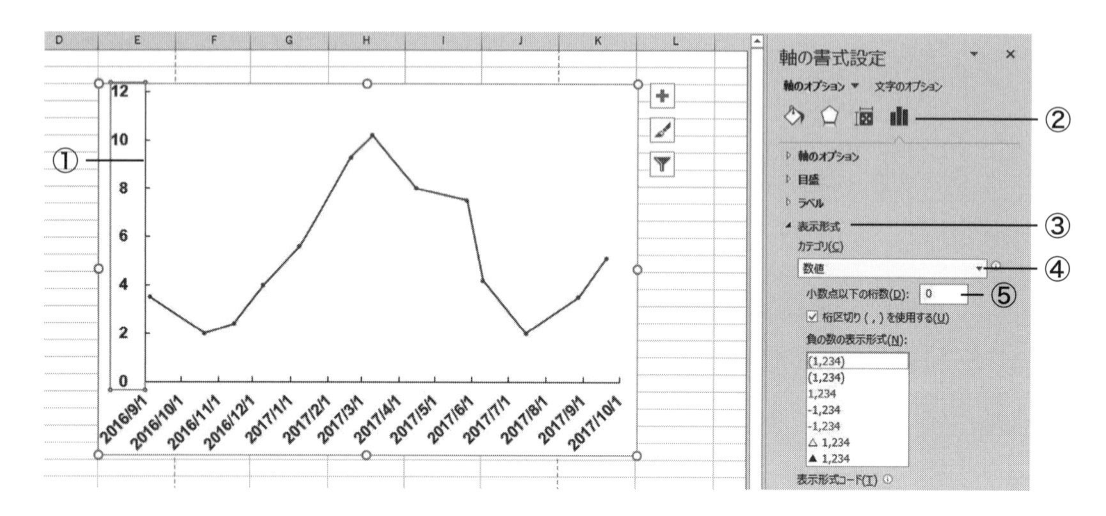

11)「折れ線グラフ」の線の書式を設定します．

①「折れ線グラフ」上のいずれかのマーカーをクリックして，「データ系列の書式設定」を表示します．

②「塗りつぶしと線」マークと，③「線」をクリックして選び，「線」のメニューを表示します．

④ 線（単色）を選び，

⑤ パレットをクリックして表示し，「黒色」を選びます．

⑥ 幅「1 pt」に設定します．

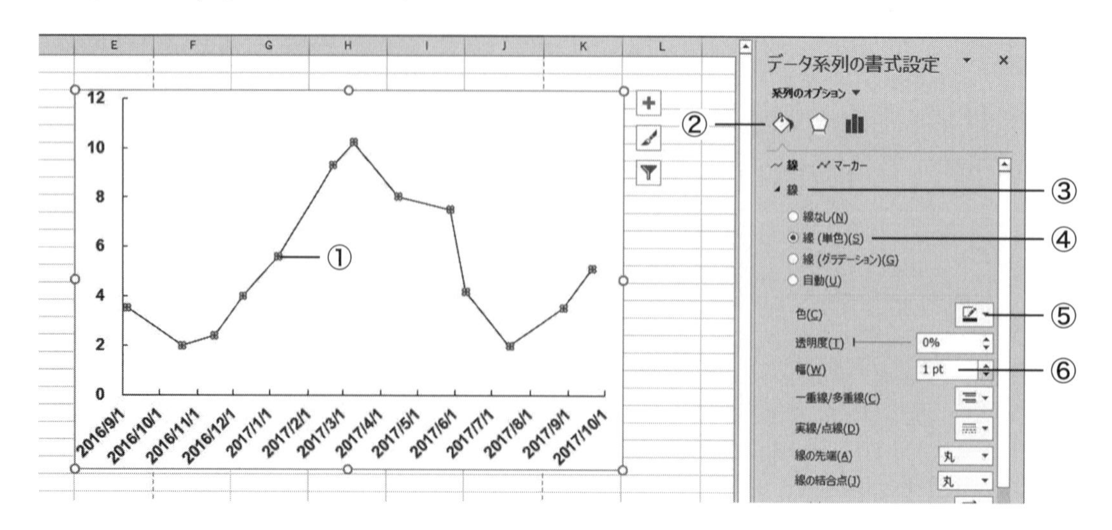

12)「折れ線グラフ」のマーカー（点）の書式を設定します．

① 折れ線グラフのマーカーが選択されている状態で，「データ系列の書式設定」の「塗りつぶしと線」より，「マーカー」をクリックして選びます．

②「マーカーのオプション」をクリックしてメニューを表示します．

③「組み込み」，

④ 種類「●」，

⑤ サイズ「10」を選びます．

⑥「塗りつぶし」をクリックしてメニューを表示します．

⑦「塗りつぶし（単色）」を選び，

⑧ パレットをクリックして表示し，「黒色」を選びます．

⑨ 枠線をクリックしてメニューを表示します．

⑩ 線（単色）を選びます．

⑪「色」のパレットをクリックして表示し，「黒色」を選びます．

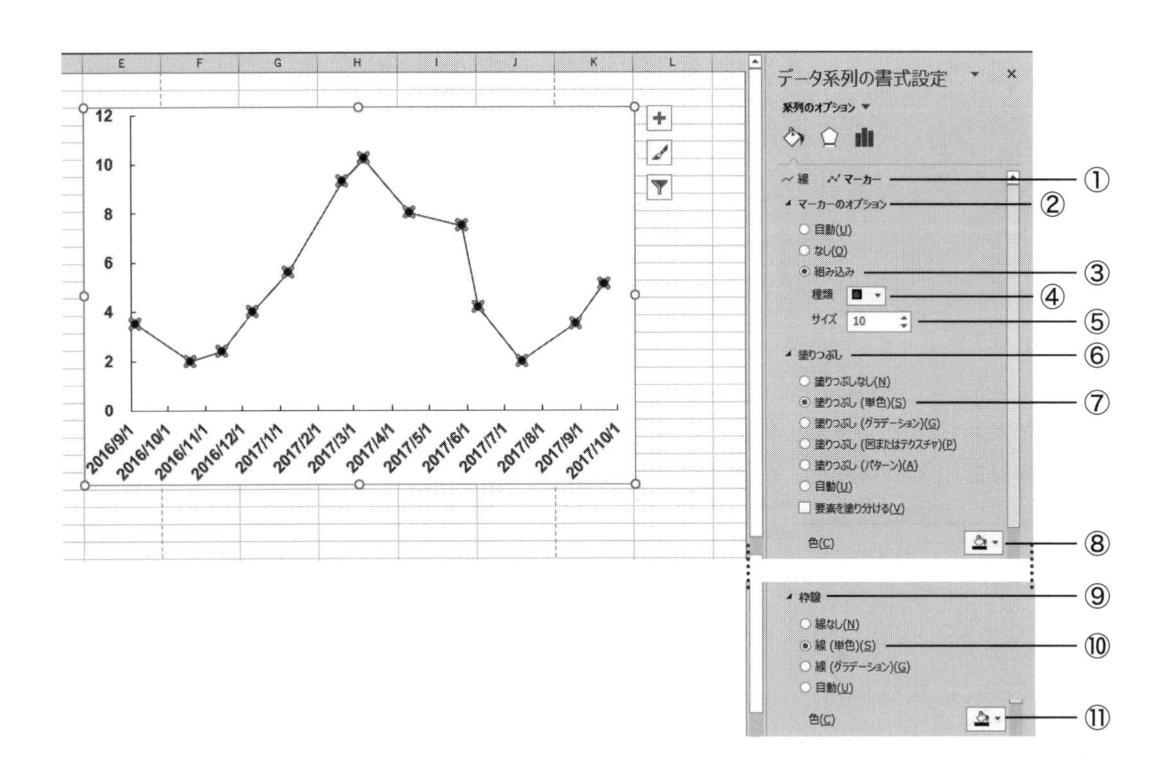

13) グラフの枠線を消します.

①「グラフエリア」をクリックして,「グラフエリアの書式設定」を表示します.

②「枠線」をクリックして表示し,

③「線なし」を選びます.

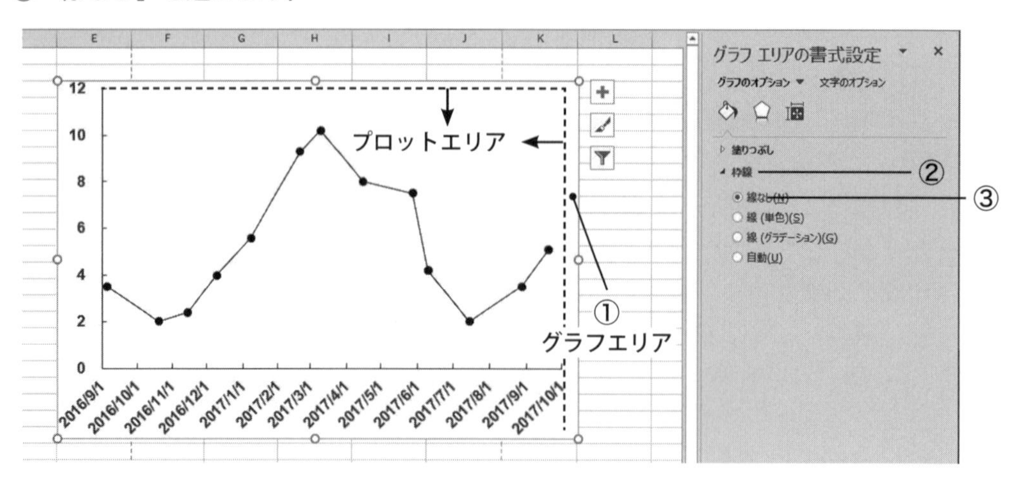

Step2 図の仕上げ

1)「4-1. グラフの基本「棒グラフ」のスライドを作る」の Step2（P055〜P063）にしたがって，Step1 で作成した原図をパワーポイントまたは Keynote のスライドに貼り付けて，図の仕上げを行って下さい.

2) x 軸の目盛を各月のイニシャル文字に置き換えます.

① グラフの x 軸の日付の上に，白色の長方形を上に重ねて，日付を隠します.

② 新たに x 軸の目盛として，各月の英単語のイニシャル文字と年を加えます.

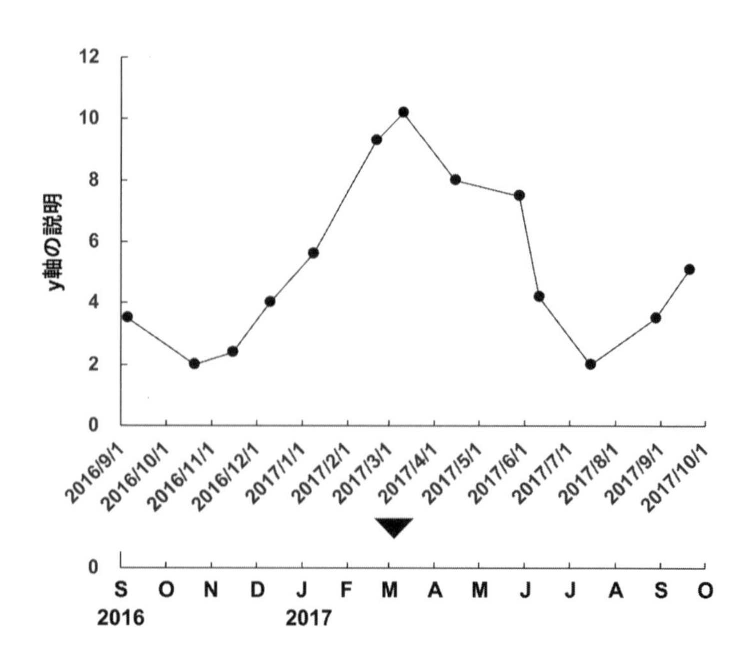

3）これで結果を「周年変化の折れ線グラフ」が完成しました．必要に応じて，説明や，写真などのカットを加えてください．

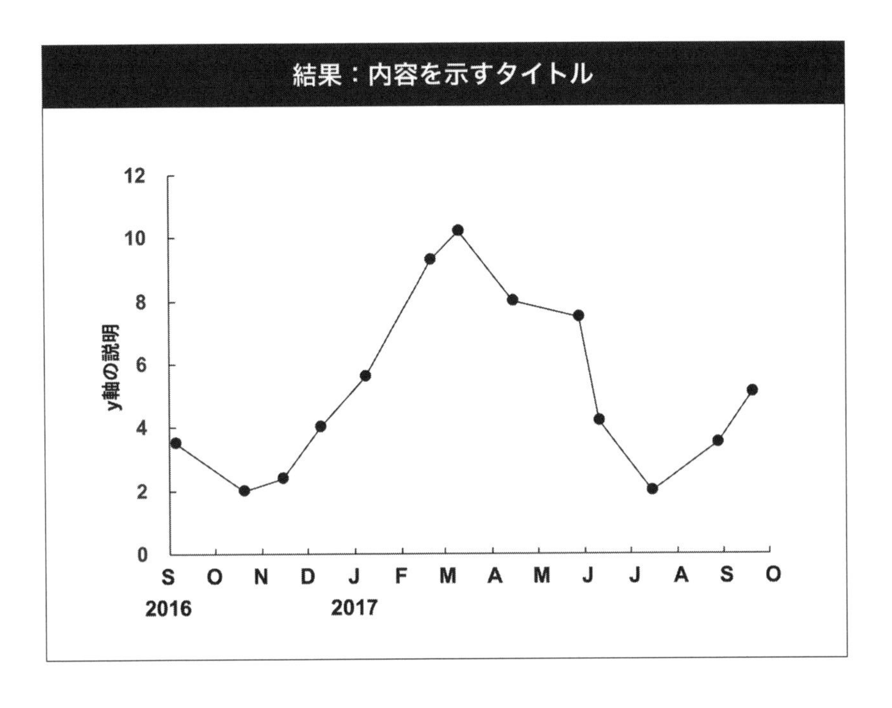

4-5. xとyの相関関係を「散布図」で描く

yの値がxの値でどれだけ決められているのか，xとyの間に存在する相関関係を調べて説明する時には，「散布図」を作成して，その関係の強さを視覚的に示します．

Step1 原図の作成

1）例題6のデータをエクセルのシートに入力します．

例題6

	A	B
1	x軸	y軸
2	4.5	3.5
3	1	2
4	3.5	2.4
5	3	4
6	6.2	5.6
7	5	9.3
8	6	10.2
9	7	8
10	8	7.5
11	9	11.3
12	10	15.3
13	4.3	8
14	7.1	14.5
15	5.7	7.1
16	5.1	11.2
17	7.9	12.1
18	4	5.8
19	7.1	10.3
20	5.2	4.1
21		

2）データとグラフを選択します．

①データの範囲をカーソルで指定します．

②「挿入」をクリックします．

③「グラフ」のメニューから「散布図」を選びます．

④「散布図」のメニューから「散布図」を選びます．

【Windows】

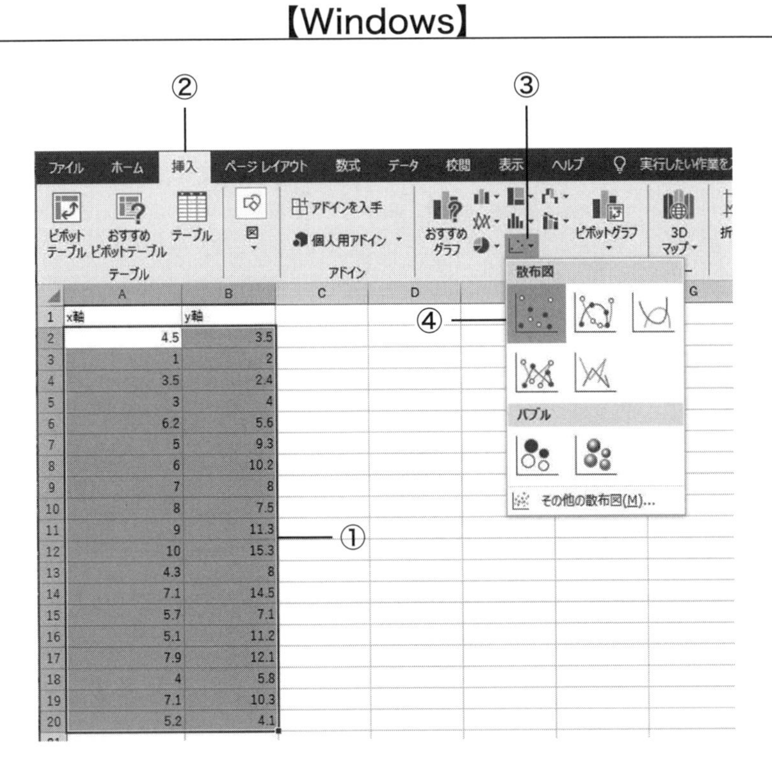

【Macintosh】

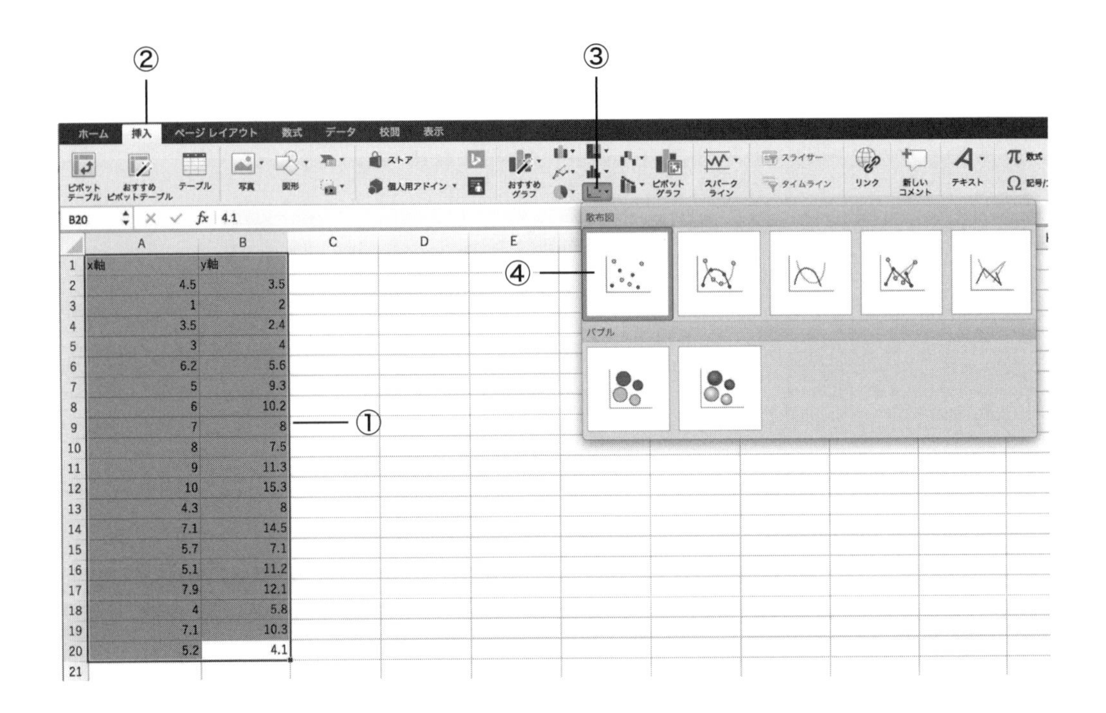

3）散布図が作成されます.

① タイトルを削除します.

② x 軸と y 軸の目盛り線，および凡例を削除します.
（カーソルを合わせてクリックして指定し，「delete」キーを押せば，削除できます）

③ 縦横比＝5：8（黄金比）（例：エクセルのシート上で，横 7 セル，縦 20 セルの大きさ）となるようにグラフを拡大します.

※各セルの大きさ：幅 75 ピクセル×高さ 16 ピクセル

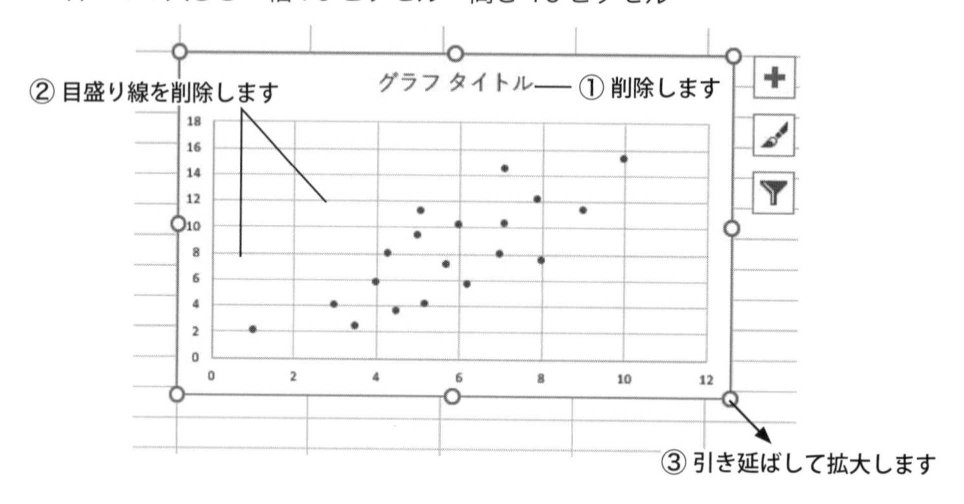

4）縦横比＝5：8（黄金比）に拡大されたグラフについて，x 軸と y 軸の書式を設定します.

① x 軸をダブルクリックして，「軸の書式設定」を表示します.

②「軸のオプション」の「塗りつぶしと線」マークと，

③「線」をクリックして選び，「線」のメニューを表示します.

④「線（単色）」を選びます. ⑤ パレットをクリックして表示し，「黒色」を選びます.

⑥ 幅を 1 pt に設定します.

⑦ y 軸をダブルクリックして選び，②〜⑥の作業を繰り返します.

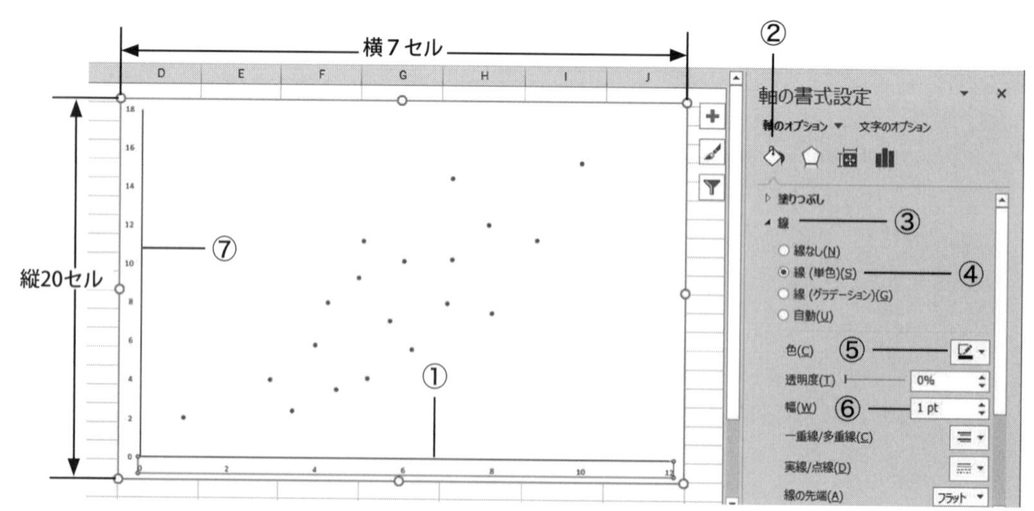

5）x 軸と y 軸の目盛を設定します.

① x 軸をダブルクリックして,「軸の書式設定」を表示します.
②「軸のオプション」マークと,③「目盛」をクリックして選びます.
④ x 軸の「目盛の種類」を「内向き」（または外向き）に設定します.
⑤ y 軸をクリックして選び,①〜④の作業を繰り返します.

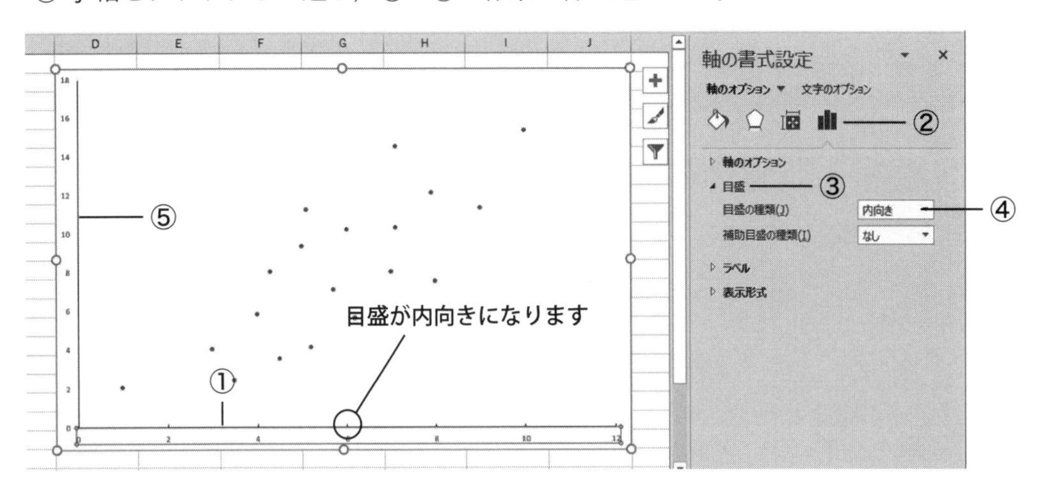

6）x 軸の目盛のフォントの種類を変更し，サイズを大きくします.

① x 軸をクリックして選択します.
② エクセルの画面上部のメニューから,「ホーム」をクリックして選びます.
③ 表示されたフォントのプルダウンメニューから,使用するフォントを選びます.ここでは,英語フォントの「Arial」を選びます.
④ フォントサイズを 18〜24 に設定します.

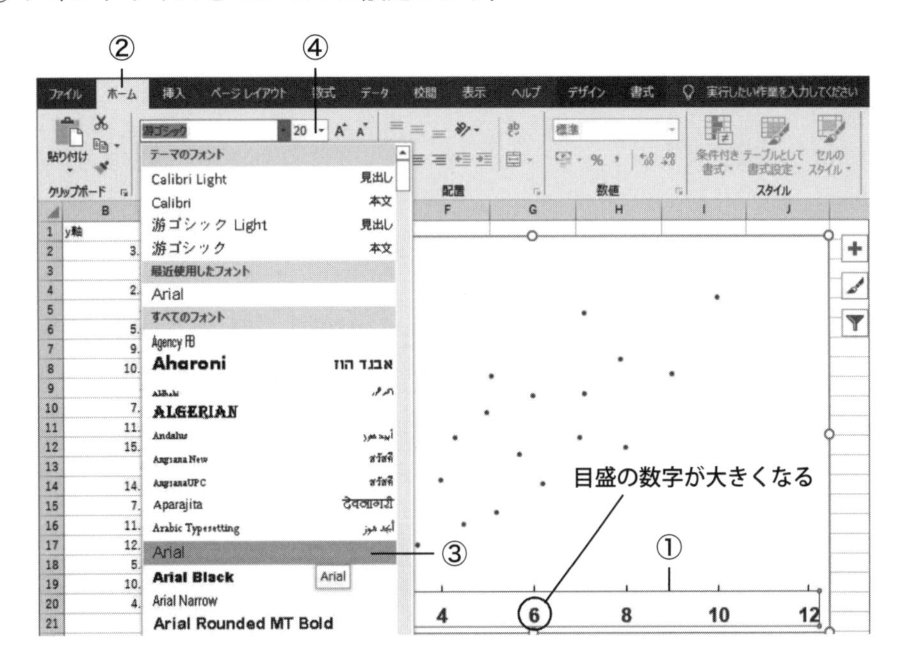

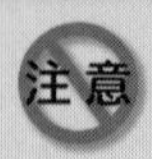

英語フォントへの変更後の画面上部の使用フォントの表示
(P049 参照)

7）x 軸の目盛の数字を黒色にします.

①「A」のマークをクリックして,「テーマの色」のパレットを表示します.

②「黒色」を選びます.

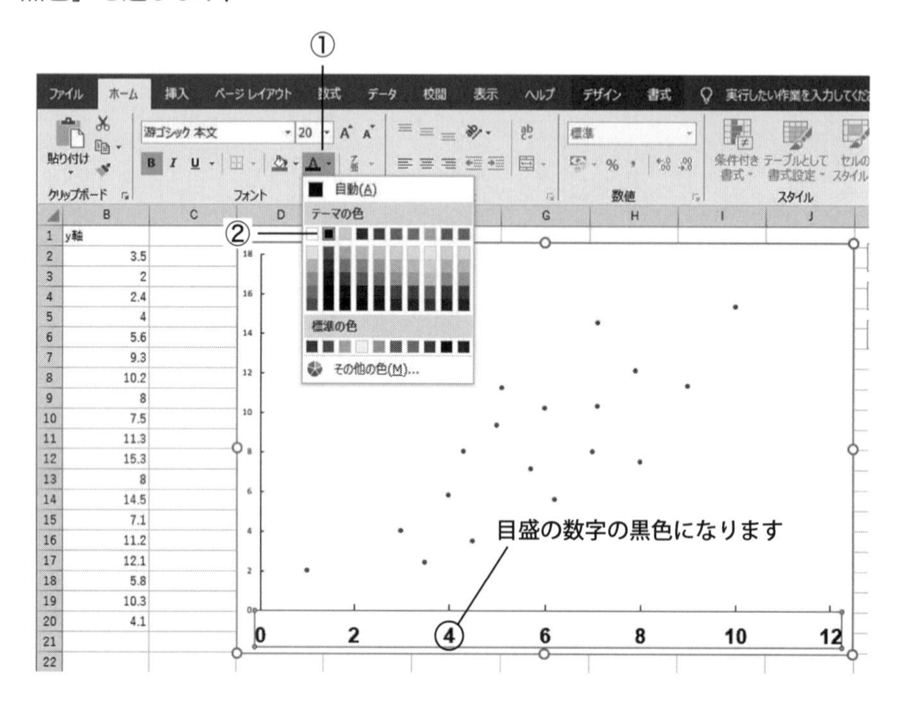

8）y 軸の目盛のフォントの種類を変更し, サイズを大きくします.

① y 軸をクリックして選択します.

② エクセルの画面上部のメニューから,「ホーム」をクリックして選びます,

③ 表示されたフォントのプルダウンメニューから, 使用するフォントを選びます. ここでは, 英語フォントの「Arial」を選びます.

④ フォントサイズを 18～24 に設定します.

⑤「A」のマークをクリックして,「テーマの色」のパレットを表示します.

⑥「黒色」をクリックして選びます.

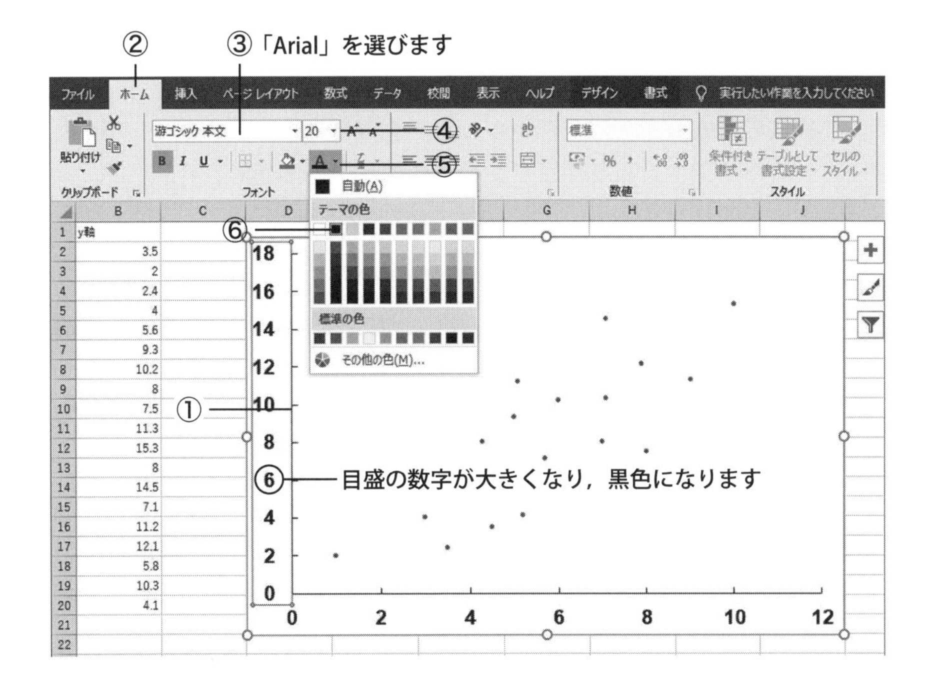

9） y 軸の目盛の間隔を空けます.

① y 軸をダブルクリックして,「軸の書式設定」を表示します.

②「軸のオプション」マークをクリックして選びます.

③「軸のオプション」をクリックして，メニューを表示します.

④「境界値」の「最大値」を 20 に設定します.

⑤「単位」の「主」を 5 に設定します.

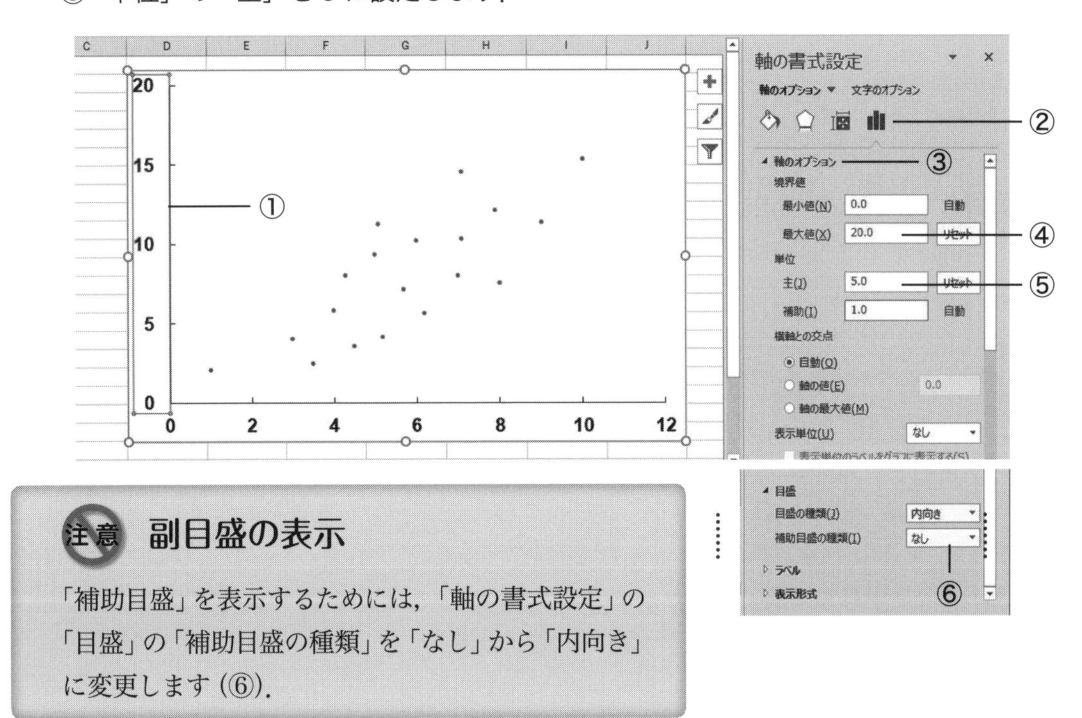

注意 副目盛の表示

「補助目盛」を表示するためには,「軸の書式設定」の「目盛」の「補助目盛の種類」を「なし」から「内向き」に変更します (⑥).

10) グラフのマーカーのサイズを拡大します.

① マーカーのいずれかをクリックして，選択状態にします.
②「データ系列の書式設定」の「マーカー」をクリックして選びます.
③「マーカーのオプション」をクリックしてメニューを表示し，
④「組み込み」を選びます.
⑤ マーカーの種類とサイズを適宜選びます.
⑥「塗りつぶし」をクリックしてメニューを表示します.
⑦「塗りつぶし（単色)」を選び，
⑧ パレットをクリックして表示し，「黒色」を選びます.
⑨「枠線」をクリックしてメニューを表示します.
⑩「線なし」を選びます.

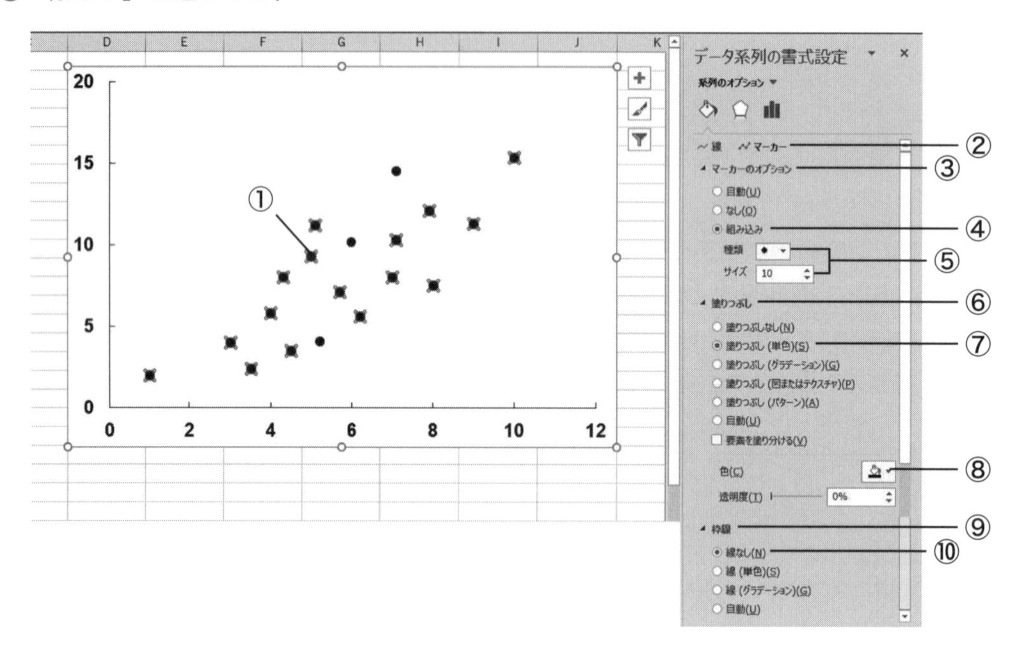

参考 **マーカー（点）の大きさ**

折れ線グラフ上のマーカー（点）の大きさは，パソコン画面のエクセルのグラフ上では大きく見えがちです．この段階では，少し大きく感じるくらいのサイズを選んでおきましょう．例では 10 pt を選んでいます．

11) グラフのマーカーに対する回帰直線を加えます.

① グラフのいずれかのマーカーをクリックして，マーカーを選択します.
② エクセルの画面上部のメニューから，「グラフのデザイン」をクリックして選びます.
③「グラフ要素を追加」をクリックして，メニューを表示します.
④「近似曲線」の中から「線形予測」を選びます.

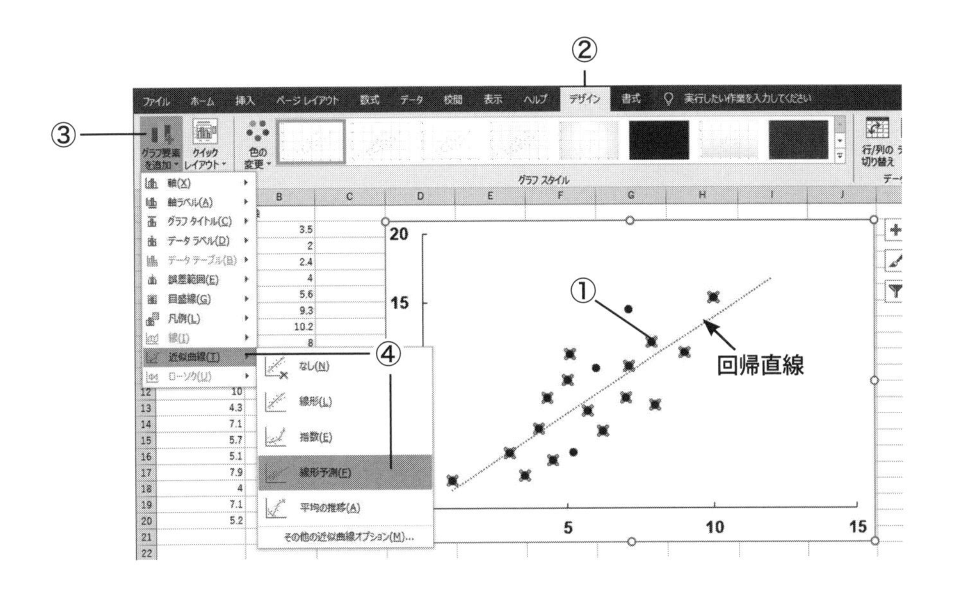

12) 回帰直線を実線にします.

① 点線で示されている回帰直線をダブルクリックして選択し,「近似曲線の書式設定」を表示します.

②「塗りつぶしと線」マークと, ③「線」をクリックして選び,「線」メニューを表示します.

④「線（単色)」を選び,

⑤ パレットをクリックして表示し,「黒色」を選びます.

⑥ 幅を 1 pt に設定します.

⑦「実験 /点線」をクリックし, メニューを表示します.

⑧「実線」を選びます.

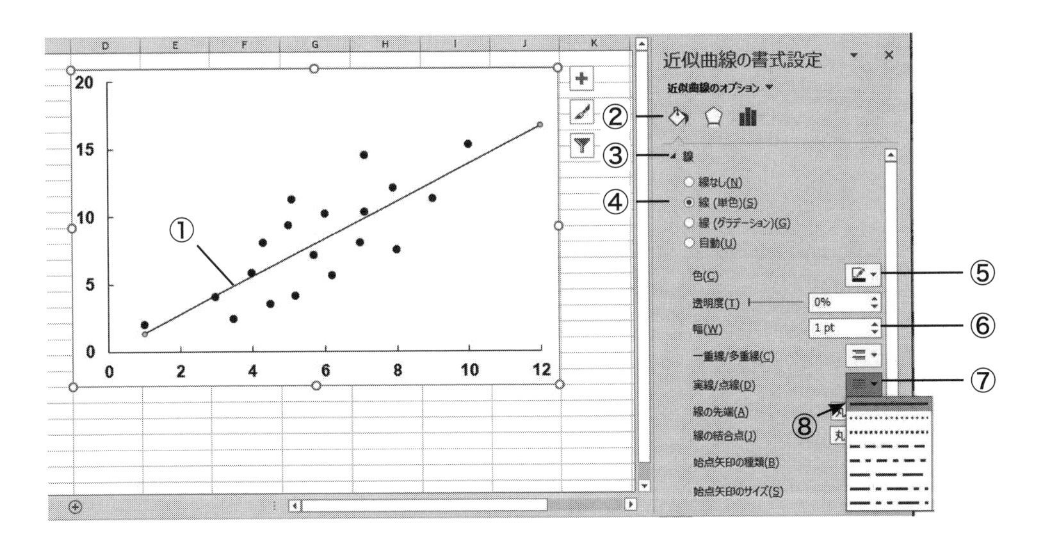

13）回帰直線式と決定係数を表示します．

①「近似曲線のオプション」マークをクリックして，メニューを表示します．

②「グラフに数式を表示する」と，③「グラフに R-2 乗を表示する」に，それぞれチェックを入れます．

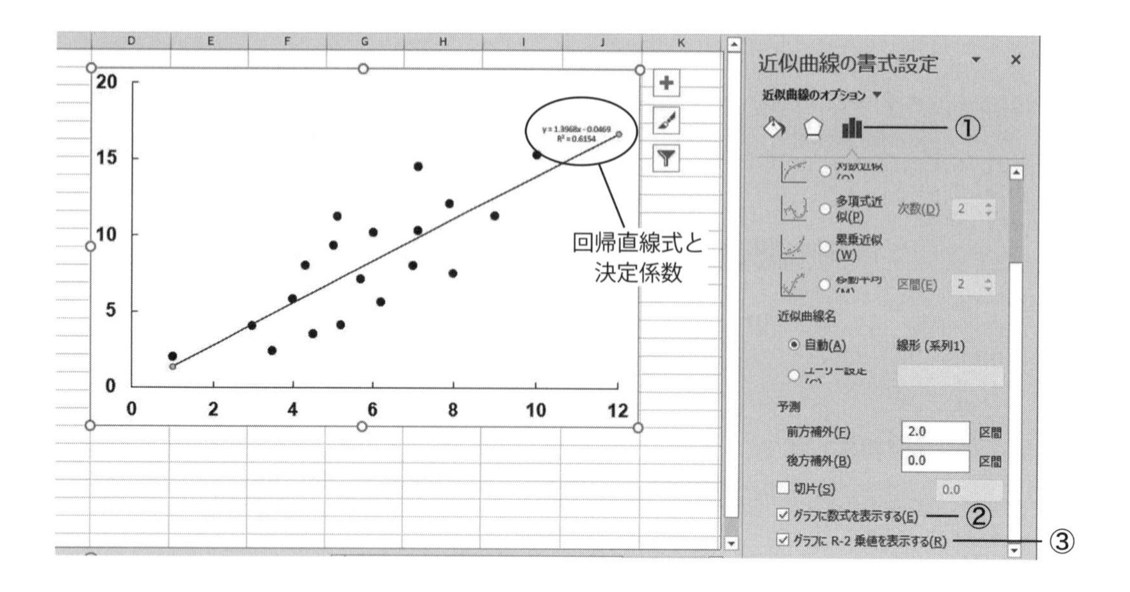

14）回帰直線式と決定係数のフォントの種類と大きさを調節します．

①「回帰直線式と決定係数」が記載されているテキストボックスをクリックして選択します．

② エクセルの画面上部のメニューから，「ホーム」をクリックして選びます．
表示されたフォントのプルダウンメニューから，③ 英字の「Arial」を選び，④「B」を選びます．

⑤ フォントのサイズは，18～24 pt の範囲から適当なサイズを選びます．

⑥ パレットをクリックして表示し，「黒色」を選びます．

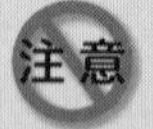

回帰直線式の係数と決定係数の桁数

このグラフの元となったデータは小数第一位となっています．一方，このデータを用いてエクセルで作成したグラフでは，回帰直線式の係数や決定係数が小数第四位まで求められています．この場合，データから判断される有効数字は小数第一位と考えられますので，そのことを考慮した回帰直線式と決定係数に変更する必要があります．

⑦ この例では，データの精度を考慮して回帰直線式の係数と決定係数を小数第二位までの値としました．

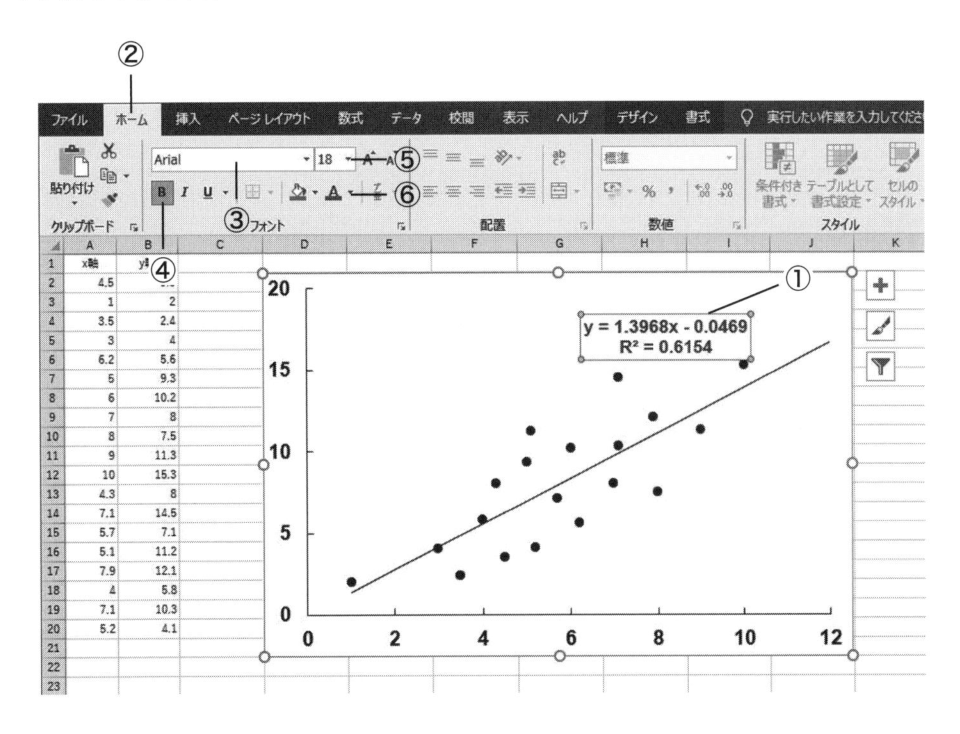

15) グラフの枠線を消します．

①「グラフエリア」をダブルクリックして，「グラフエリアの書式設定」を表示します．

②「グラフのオプション」より，枠線を表示し，

③「線なし」を選びます．

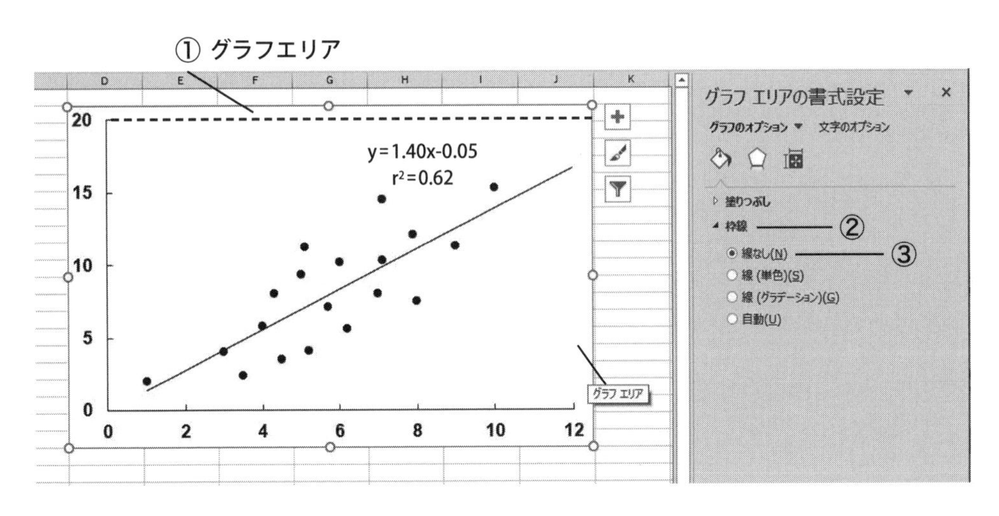

Step2 図の仕上げ

1 「4-1. グラフの基本「棒グラフ」のスライドを作る」の Step2［図の仕上げ］（P055 ～ P063）と同じ要領で，プレゼンソフトのスライド上に図を貼り付けて，図を仕上げてください．

2 これで「散布図」が完成しました．必要に応じて，説明や，写真などのカットを加えてください．

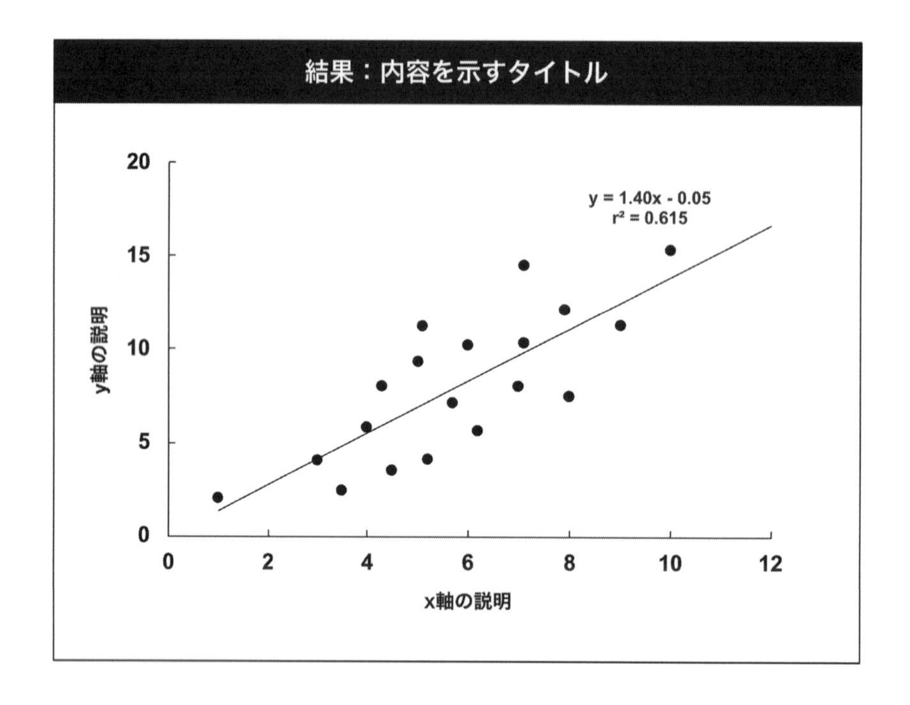

4-6. よく見かけるグラフの修正点

(1) 3D 縦棒グラフは数値が読み取りにくい！

立体的な 3-D 棒グラフは，一見すると 2-D 棒グラフよりも見た目の格好良さはあるのですが，y 軸の値が読み取りにくいという欠点があります．研究発表や論文で使用するグラフには，2D グラフをお薦めします．

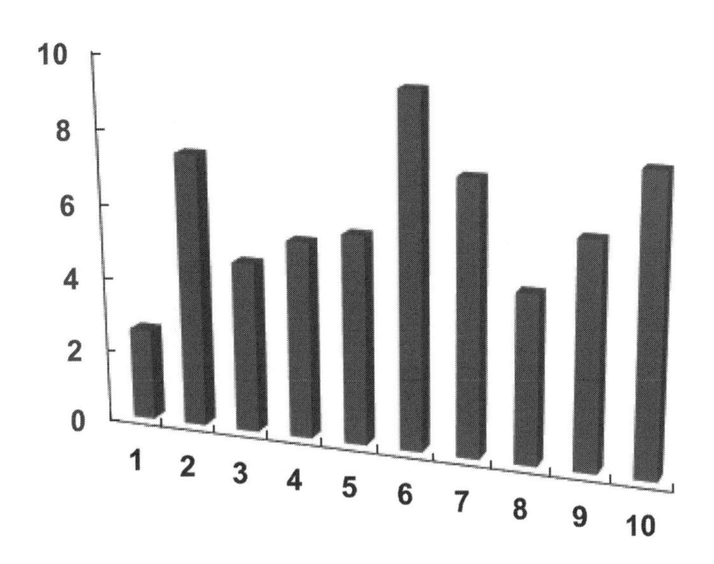

(2) 軸の目盛の数が多すぎる！

軸の目盛の数は，4〜6 個程度がもっとも見やすく感じます．この範囲の数になるように，エクセルで下図を作る際に，目盛の間隔を調節します．

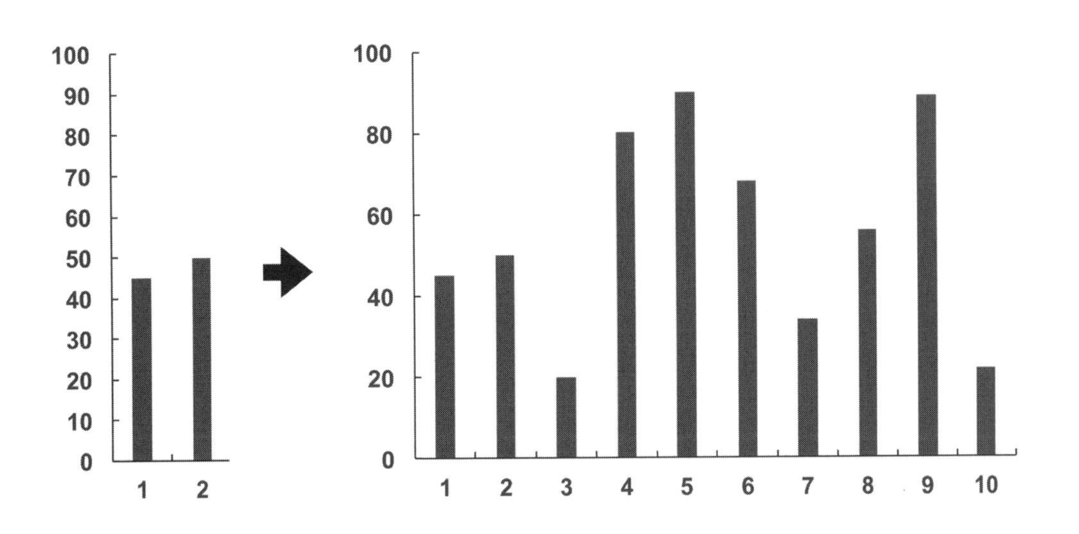

⑶ 軸の目盛の数字の桁数を揃えましょう！

y軸の目盛の数字で，整数と ".5" というような小数第一位の数字が交互に示されたグラフを，学会発表などで見かけることがあります．整数と ".5" という数字が交互に示されている場合は，整数の目盛に ".0" を加えて，桁をそえます．

①y軸をダブルクリックして，「軸の書式設定」を表示します．
②「表示形式」をクリックします．
③「カテゴリ」のメニューから「数値」を選びます．
④「小数点以下の桁数」として，「1」を入力します．

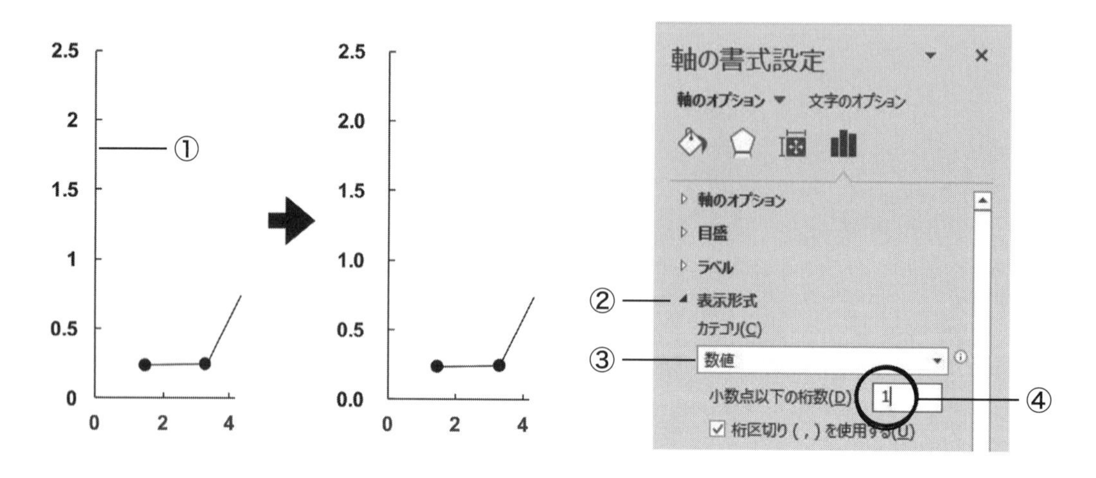

⑷ マーカーが小さすぎて，線が太すぎる

折れ線グラフでは，もっとも重要な情報はマーカーです．でも，マーカーが小さくて，それを結ぶ線が太い図をよく目にします．これでは，大事な研究のデータがよく見えません．マーカーは大きく，線は細く描きましょう．

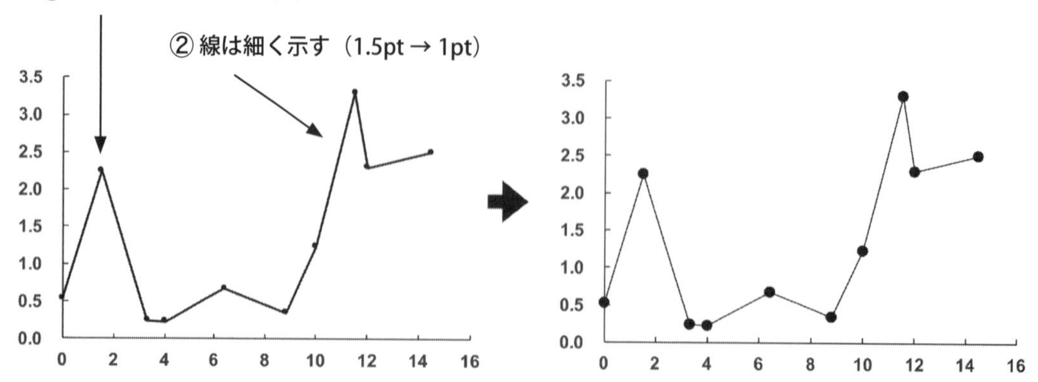

⑸ 同じ単位や名称の繰り返しは１つにまとめる

エクセルで作成した 100% 積み上げグラフ y 軸の目盛のすべての数字には % が自動で付きますが，このように「%」が重複すると見づらくなります．単位を示すのは１箇所で十分です．

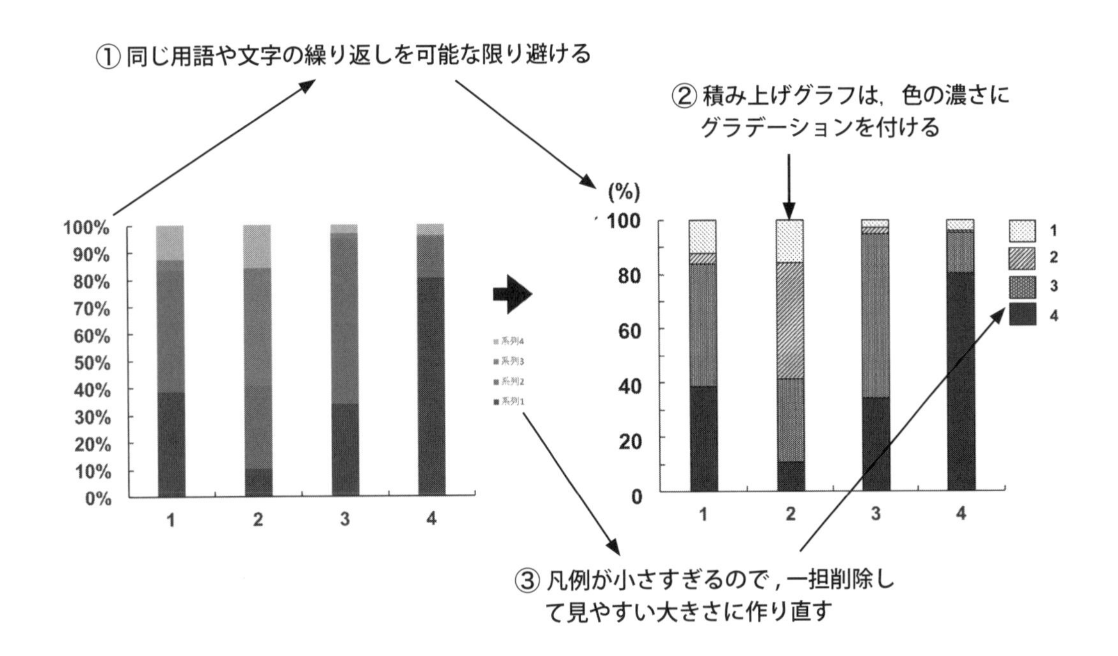

Chapter

5

スライドの作り方
画　像

見やすい画像で差をつける

最近の学会発表などのプレゼンテーションでは画像を使用する機会が多くなっています.「百聞は一見にしかず」という文字通りの効果を得ることが期待されます. しかしながら, デジタルカメラで撮影した実際の画像には,

▷ **説明したいことは無関係なものが写っている.**

▷ **画像が暗く, コントラストも悪く, 色がくすんでいる.**

といった問題点が多く見られます.

そこで, この章では, デジタルカメラで撮影した写真をプレゼンテーションのスライドで使うための見やすいが画像にするために, アドビ社の「フォトショップ」を用いて修正する技術について解説します.

本書では, 筆者がスマートフォンのカメラ機能で飛行機から撮影した阿蘇山の写真を例題として, スライドに使用する画像にするために施す２つの画像処理のテクニック（トリミングと調整）について解説します.

1. トリミング　**2. 明るさ・コントラストの調整**

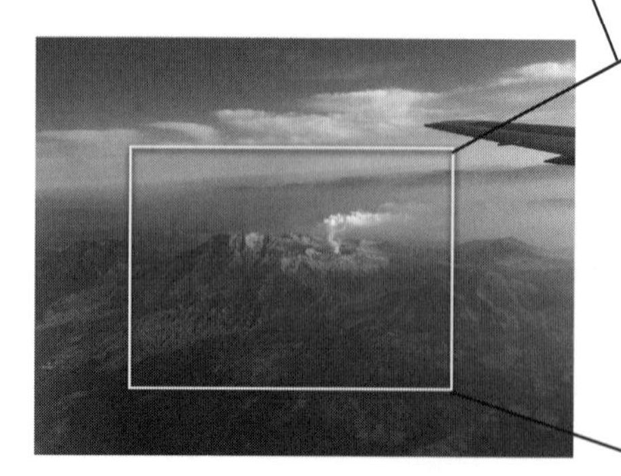

例題：オリジナル画像

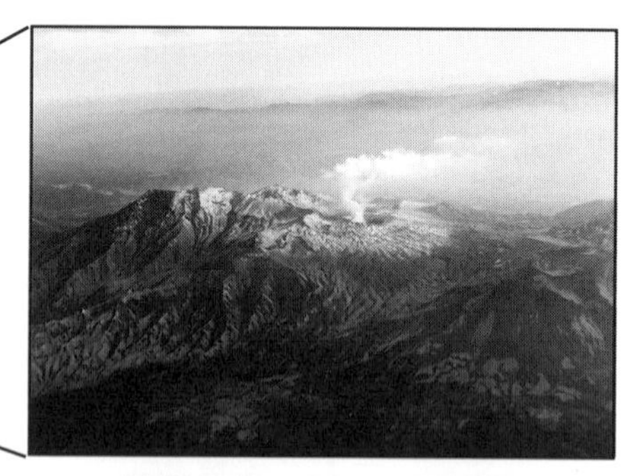

補整したスライドの画像

（口絵 P005 にカラー画像あり）

5-1. 画像のトリミング

オリジナルの画像からプレゼンテーションに必要な部分を取り出す「トリミング」について解説します.

Adobe Photoshop を用いる場合

1）トリミングする画像ファイルを，Adobe Photoshop を用いて開きます.

2）トリミングする範囲を指定します.

① 左上の作業メニューから「長方形選択ツール」を選択します.

② カーソルが「+」に変化します.

1. このカーソルを画像の実際に必要とする部分の左上端に動かして，
2. カーソルを押し，
3. そのまま必要とする画像の右下端まで動かして，
4. カーソルを離すことによって，
5. 画像の実際に必要な部分の範囲（点線の囲み）を指定します.

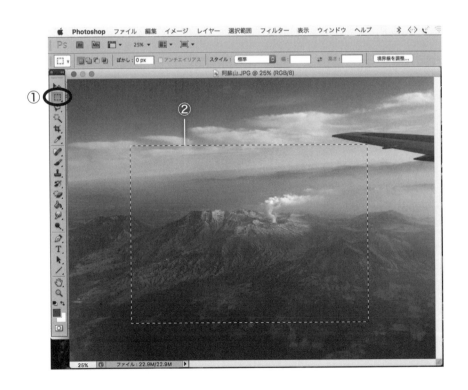

3）画像を切り抜きます.

① Photoshop の画面上部「イメージ」のプルダウンメニューから「切り抜き」を選択します.

② 必要とする部分の画像が切り抜かれます.

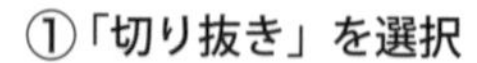

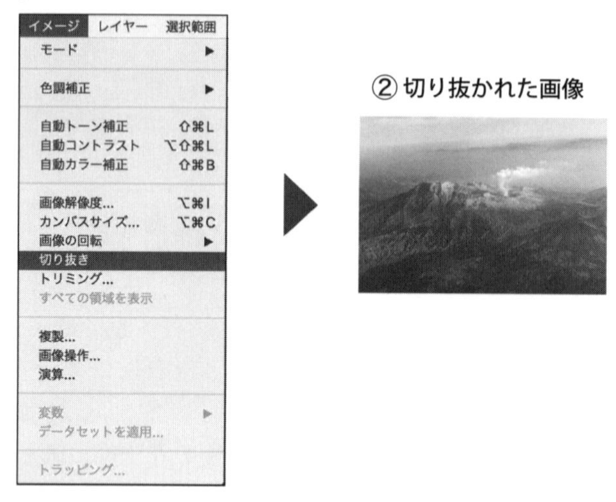

4）トリミングした画像ファイルは，別のファイル名で保存します.

① Photoshop の「ファイル」のプルダウンメニューから「別名で保存」を選択します.

② ファイル名を入力します.

③ 画像のフォーマットのリストから，「JPEG」を選びます.

④「保存」を押します.

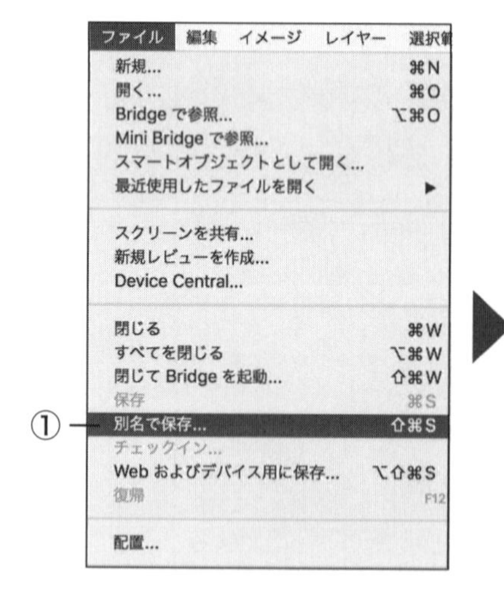

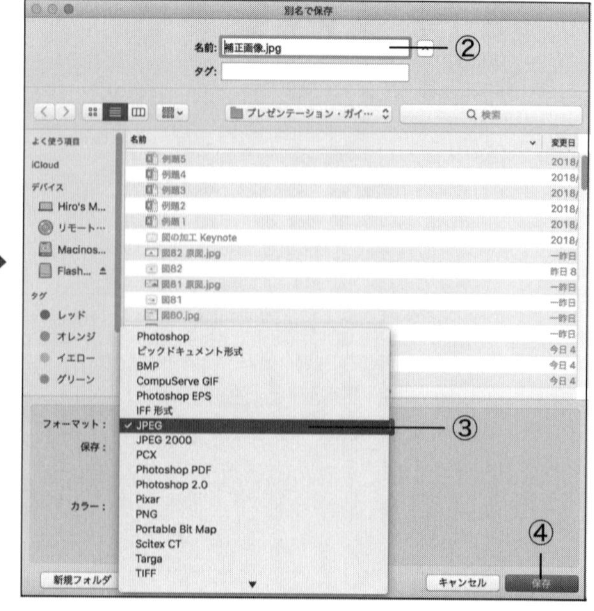

5）「JPEG のオプション」を選択します．

① 画像の画質を選択します．

②「OK」を押すと，画像ファイルが保存されます．

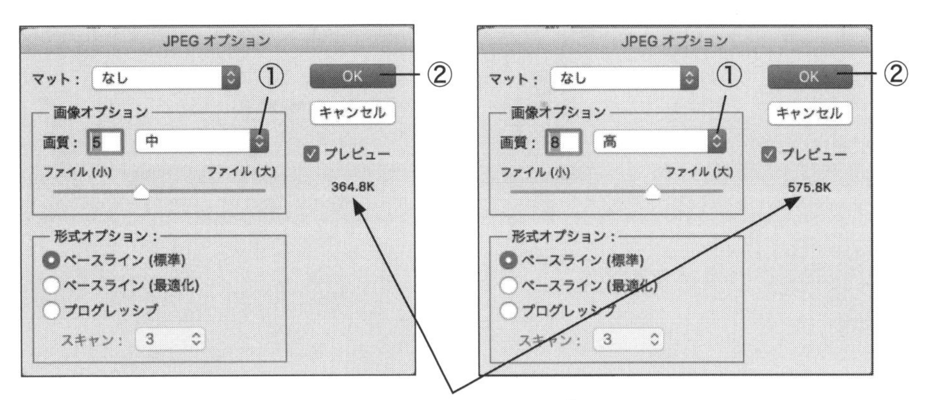

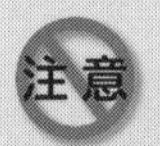

画質の選択

低画質になるほど圧縮率は上がり，メモリーサイズは小さくなりますが，画質は荒れます．ただし，プロジェクターが投影する画像は，現状ではそれほど高画質なものではありません．画質は「中」を選択すれば，画質に問題が生じることはまずありません．

Windows・ペイントを用いる場合

画像のトリミングは，Windows に標準で付属されているユーティリティ・ソフトウェア（ペイント）でも行うことができます．

1）トリミングする画像ファイルのアイコンをダブルクリックします．

2）「Windows フォトビューアー」が起動して，画像が開きます．

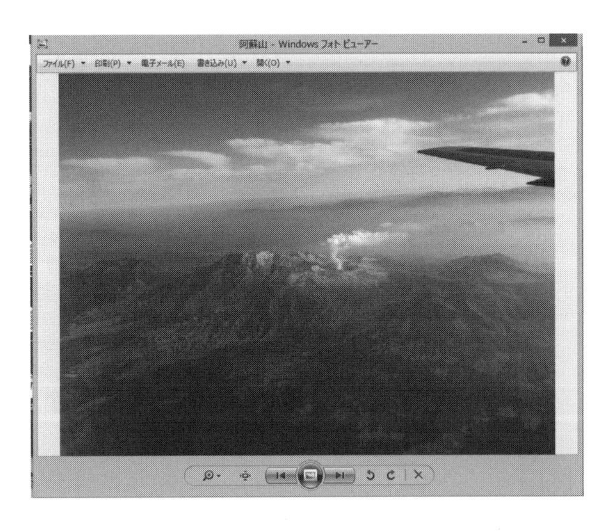

3)「Windows フォトビューアー」の画面上部のメニューから「開く」を押して表示し,「ペイント」を選びます.

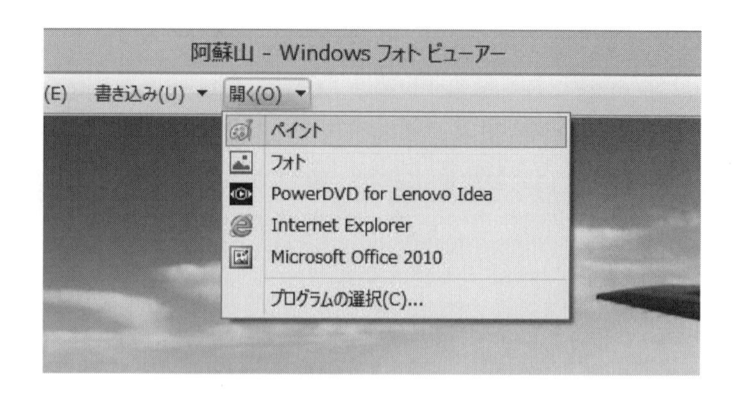

4)「選択」から,「四角形選択」を選びます.

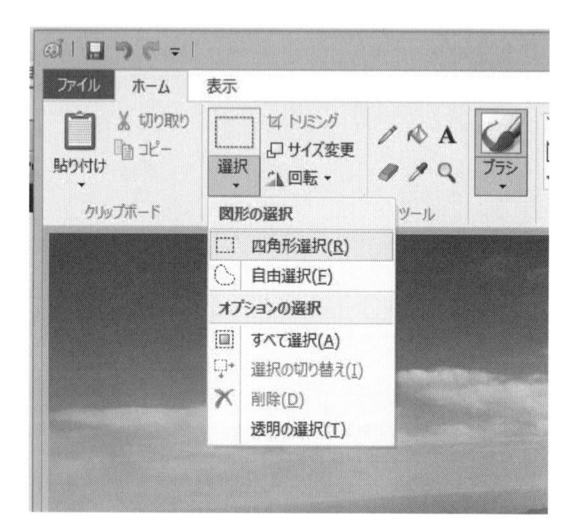

5)カーソルが十字形に変わります.

① 画像の中で切り出す部分をカーソルで囲んで指定します.

②「トリミング」をクリックします.

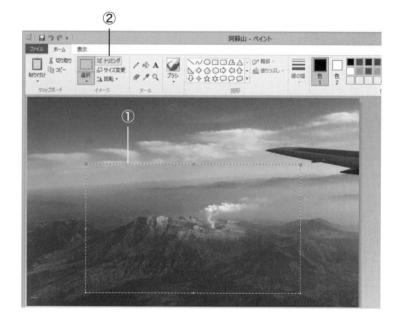

6）指定された範囲の画像にトリミングされます．トリミングしたファイルを保存します．

①「ペイント」の画面上部の「ファイル」をクリックしてメニュー表示します．

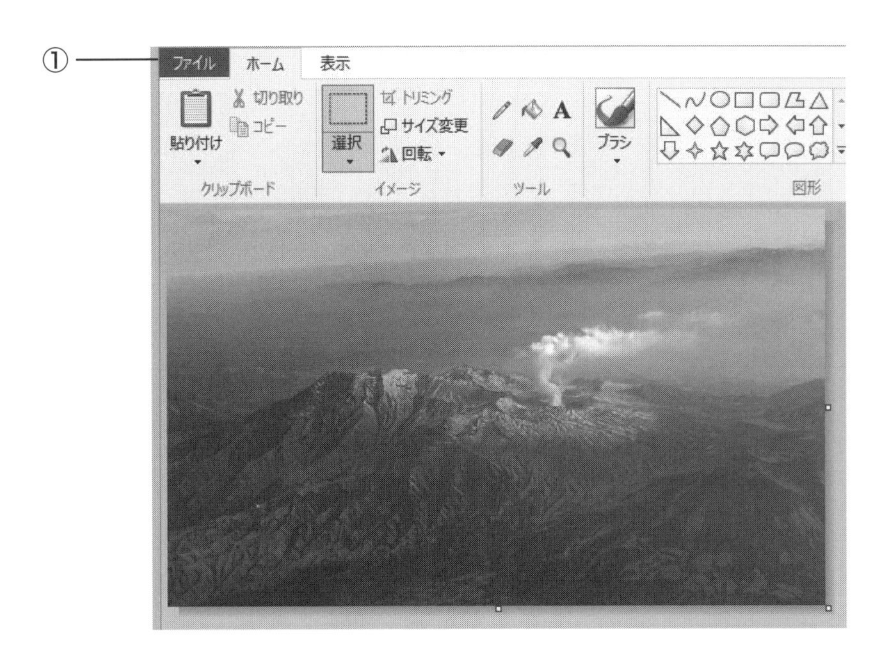

7）保存するファイル形式を選択します．

①「名前を付けて保存」にカーソルを合わせます．

②ファイル形式のメニューが表示されるので，その中から「JPEG 画像」をクリックして選びます．

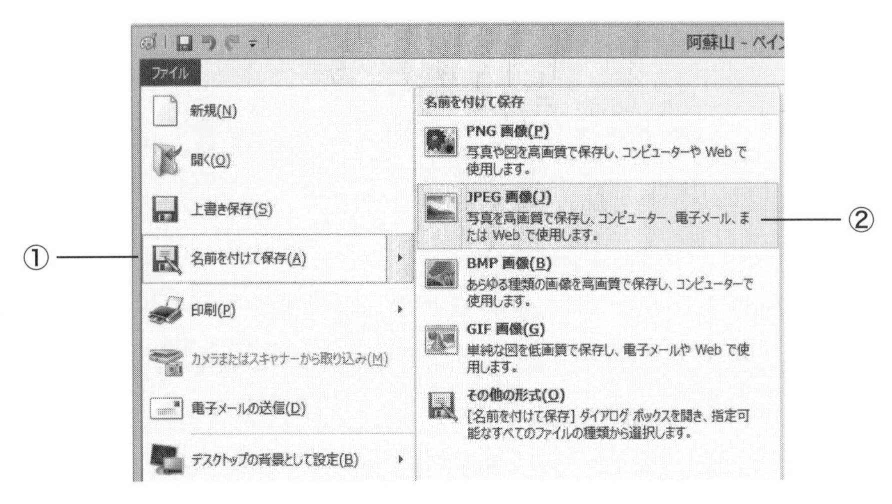

8)「ファイル名」を入力するダイアログが表示されます.

①ファイルを保存する場所を指定します（ここではデスクトップを指定しました.）.

②ファイル名を入力して,

③保存をクリックします.

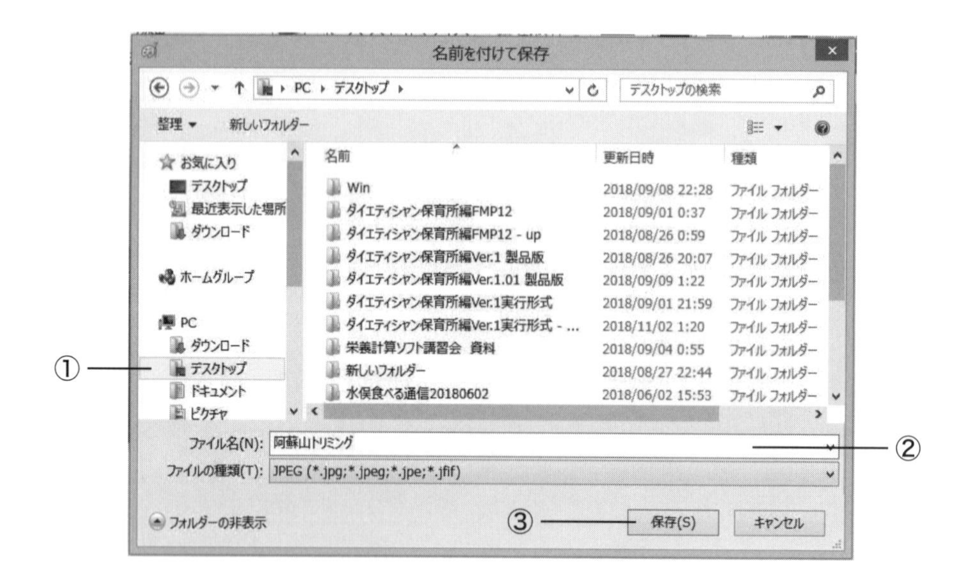

9）トリミングした画像ファイルが指定した場所に保存されました.

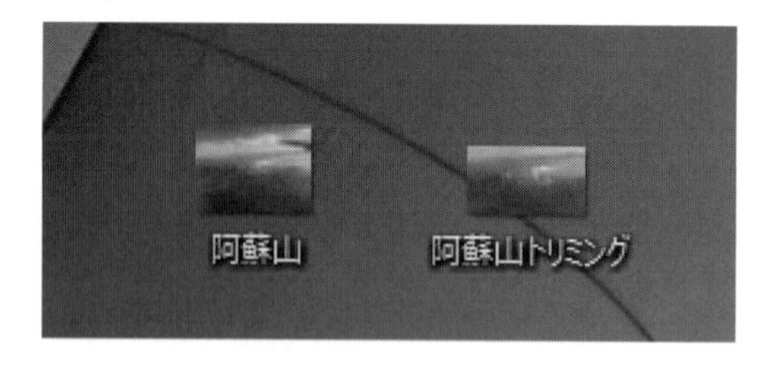

macOS・プレビューを用いる場合

画像のトリミングは，macOS に標準で付属されているユーティリティ・ソフトウェア（プレビュー）でも行うことができます．

1）トリミングする画像ファイルのアイコンをダブルクリックします．

2）「プレビュー」が起動して，画像が開きます．

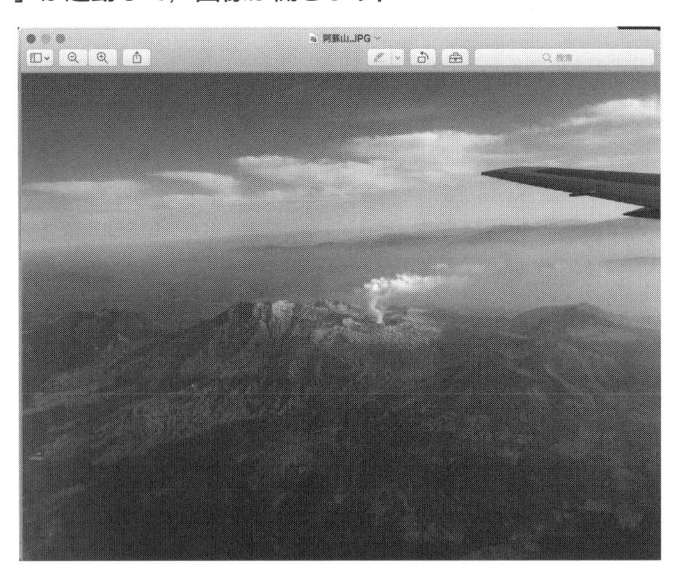

3）画像ファイルを加工する前に，その複製を作ります．
　①「プレビュー」の画面上部のプルダウンメニューから「ファイル」を押して表示し，
　②「複製」を選びます．

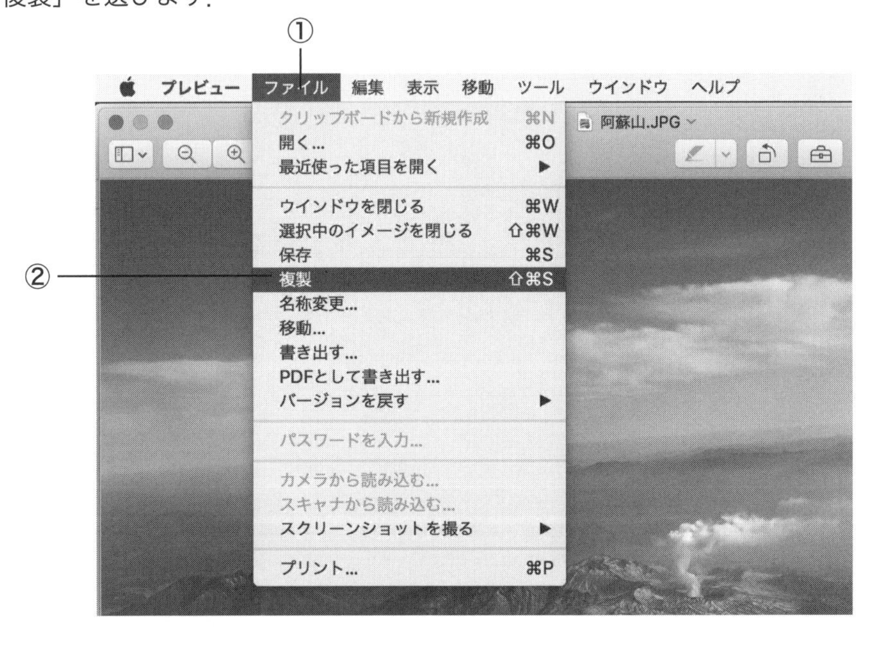

4）「複製」が作成されます．

① 複製されたファイルのファイル名を変更し，

② 「return」キーを押して，入力を確定します．

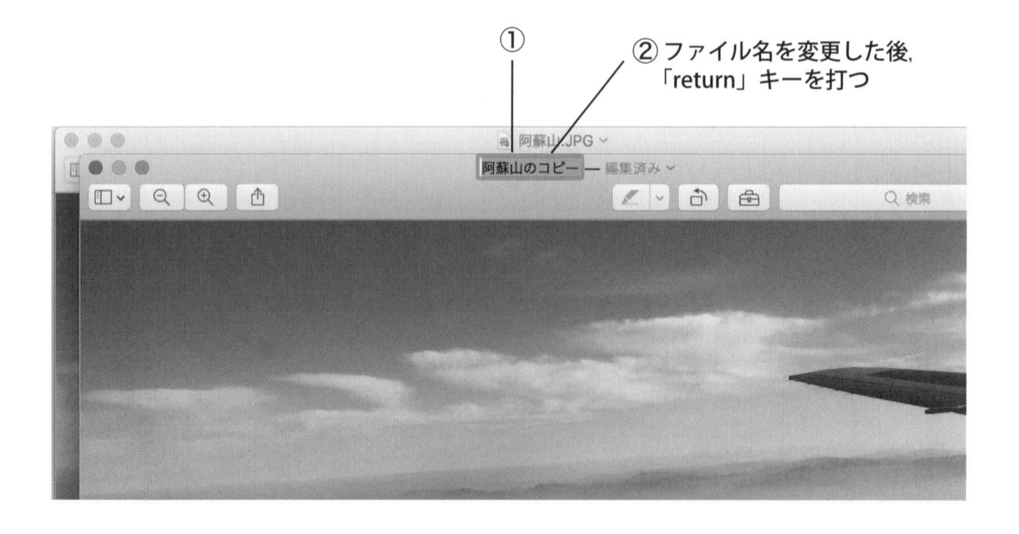

5）複製されたファイル名が変更されました．

① 「プレビュー」の画面上部のプルダウンメニューから「ツール」を押して表示し，

② 「長方形で選択」を選びます．

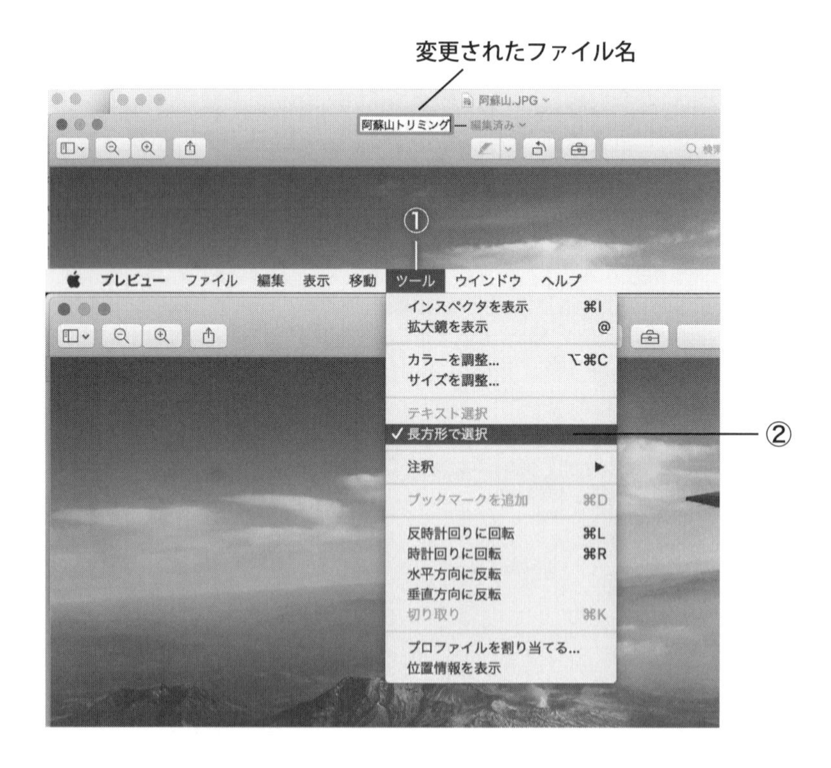

6）切り取る部分を指定します.

①画像の中で切り出す部分をカーソルで囲んで指定します.

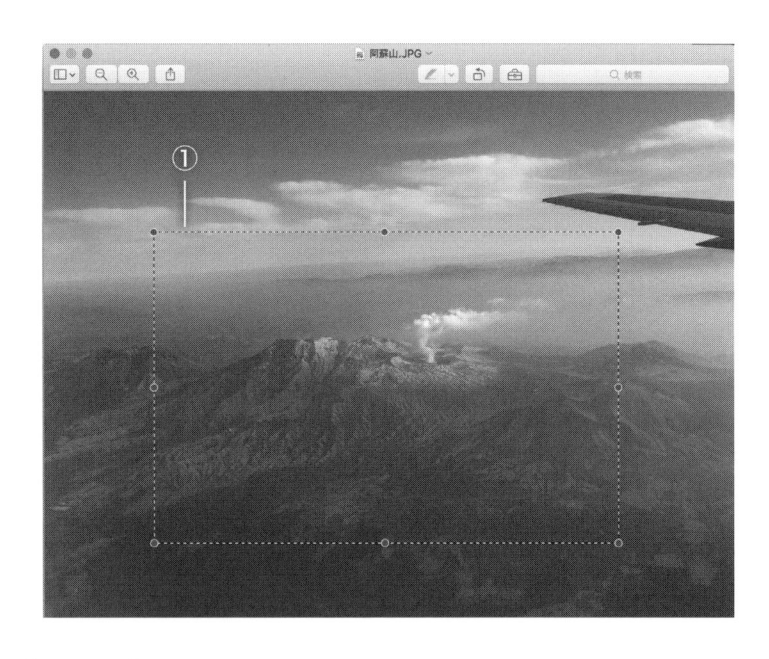

7）指定した範囲の画像を切り取ります.

①「プレビュー」の画面上部のプルダウンメニューから「ツール」を押して表示し,

②「切り取り」を選択します.

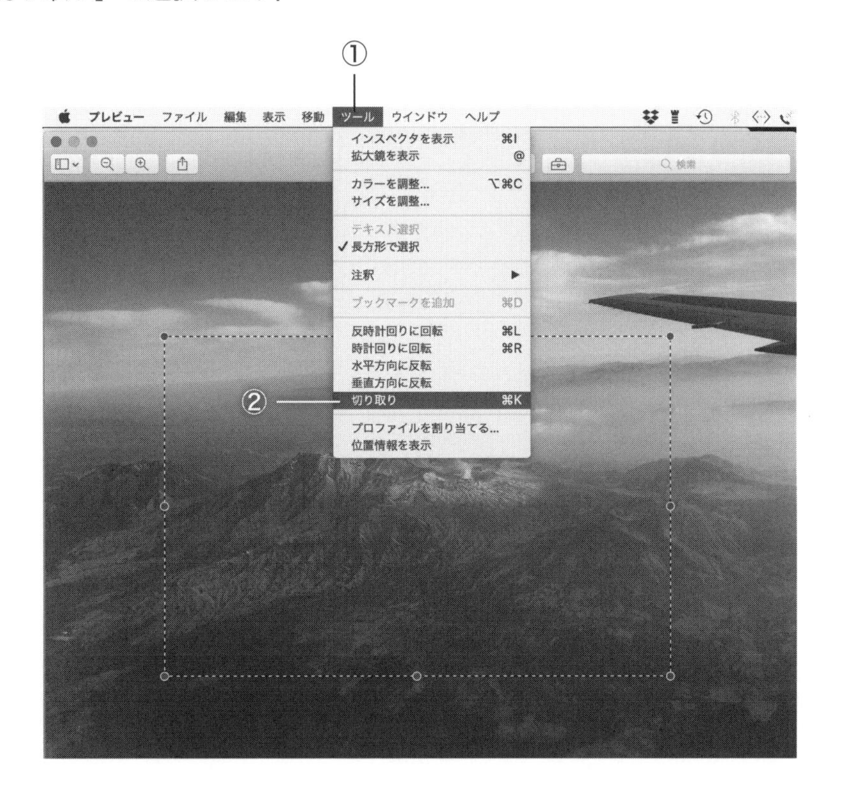

8）指定した範囲の画像にトリミングされます.

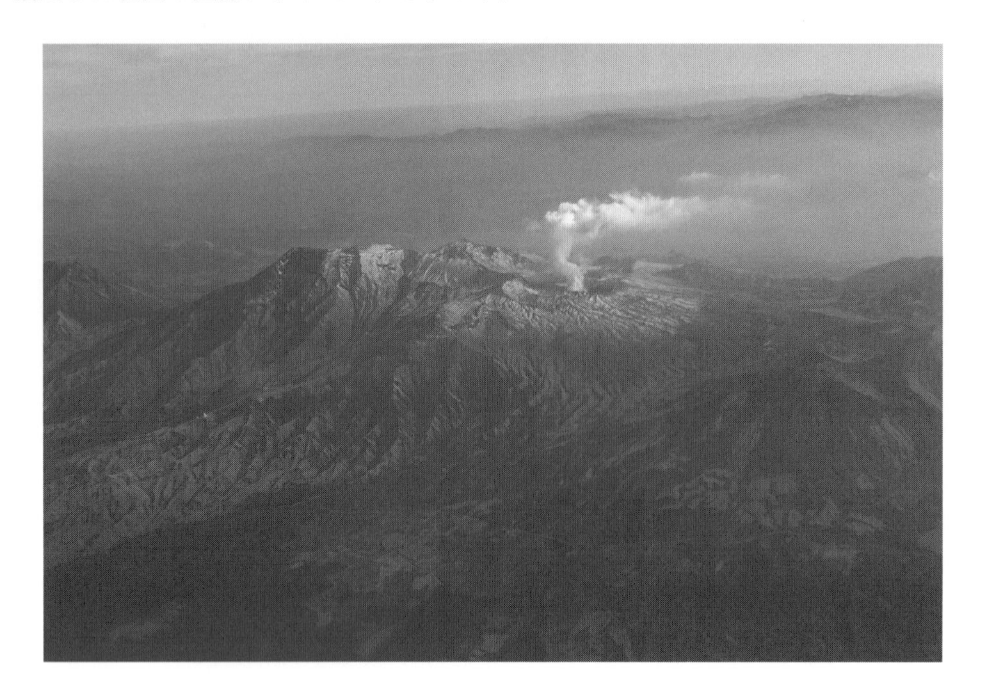

5-2. 画像の補正

Adobe Photoshop を用いる場合

デジタルカメラで撮影した画像は，スタジオなどで照明装置が整っていない場所で撮影したものでない場合，全体的に色がくすみ，暗く，コントラストの弱い画像となっていることが少なくありません．そこで Photoshop の画像補正機能を使って，見栄えのする画像に補正します．

1）トリミングする画像ファイルを，Adobe Photoshop を用いて開きます．

2）画像を補正する 3 つの作業を行います．
Photoshop の画面上部の「イメージ」のプルダウンメニューから
①「自動トーン補正」
②「自動コントラスト」
③「自動カラー補正」を順次選択して，画像を補正します．
を順次選択すると，自動的に画像が補正されます．

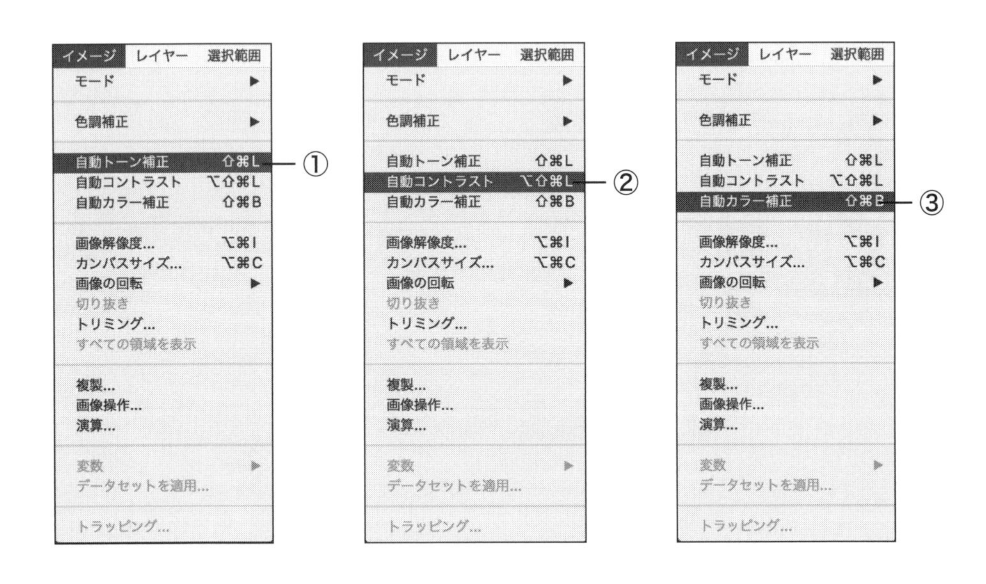

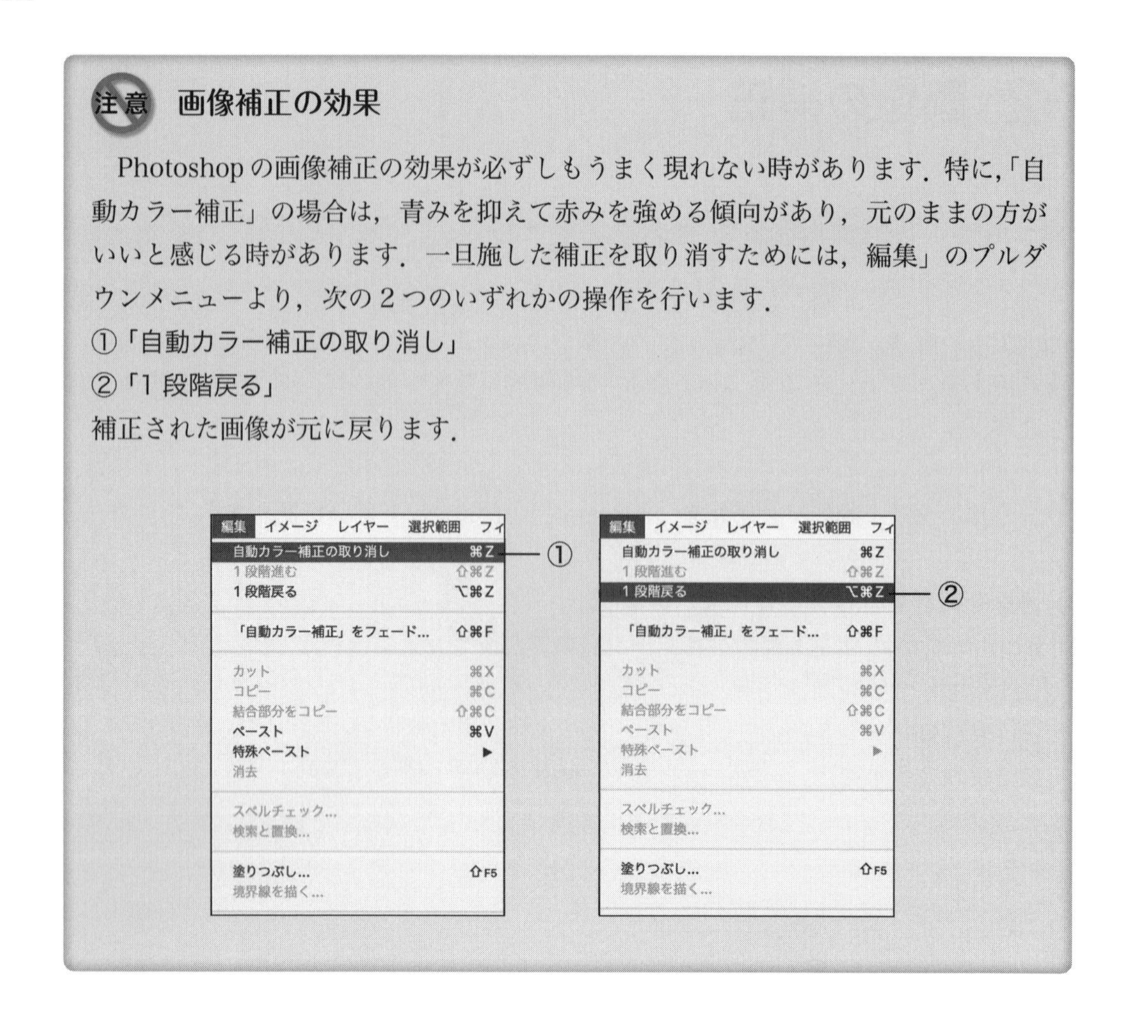

注意　画像補正の効果

Photoshopの画像補正の効果が必ずしもうまく現れない時があります．特に,「自動カラー補正」の場合は，青みを抑えて赤みを強める傾向があり，元のままの方がいいと感じる時があります．一旦施した補正を取り消すためには，編集」のプルダウンメニューより，次の2つのいずれかの操作を行います．

①「自動カラー補正の取り消し」
②「1 段階戻る」
補正された画像が元に戻ります．

情報　**手作業による画像補正**　画像の明るさやコントラストを手作業で補正することができます．

1「イメージ」のプルダウンメニューから「色調補正」の「明るさ・コントラスト」を選択します．

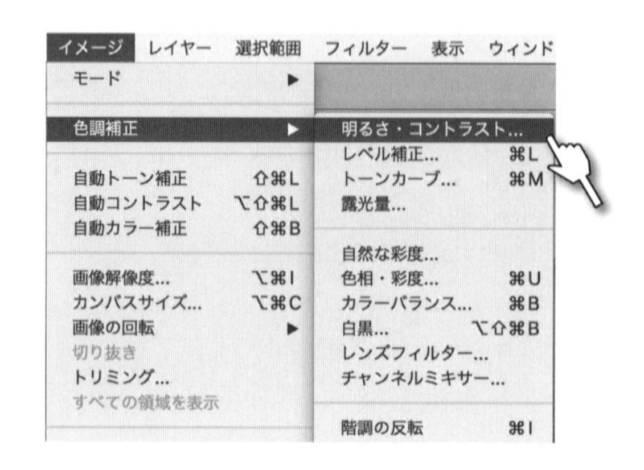

② 画像の明るさとコントラストを調節するダイアログボックスが表示されます．それぞれつまみを動かして，画像を調節します．

③「OK」を押します．

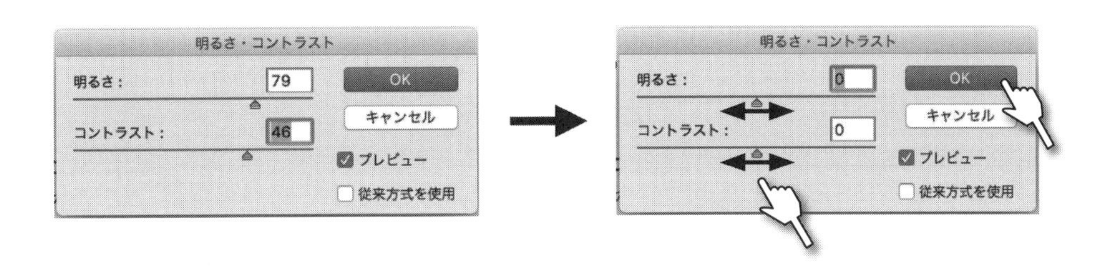

3）明るさやコントラストが補正させた画像ファイルが作成されます．

例題の画像ファイルの画像補正の前後を比較しました．より明るく，コントラストの強い，はっきりとした画像に仕上がっています．

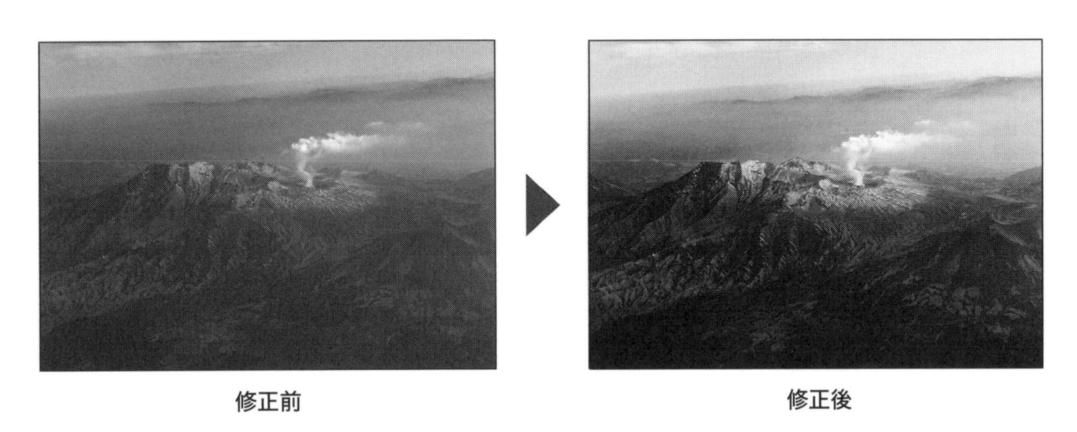

修正前　　修正後

4）補正した画像ファイルは，別のファイル名で保存します．

前述の「5.1 画像のトリミング，Adobe Photoshop を用いる場合」の 4）～5）（P112）にしたがって，ファイルを保存します．

macOS・プレビューを用いる場合

画像の明るさやコントラストの補正は, macOS に標準で付属されているユーティリティ・ソフトウェア（プレビュー）でも行うことができます．

1）画像を補正するファイルをダブルクリックして開きます．

2）「プレビュー」が起動して，画像が開きます．

①「プレビュー」の画面上部のプルダウンメニューから「ツール」を押して表示し，

②「カラーを調整」を選択します．

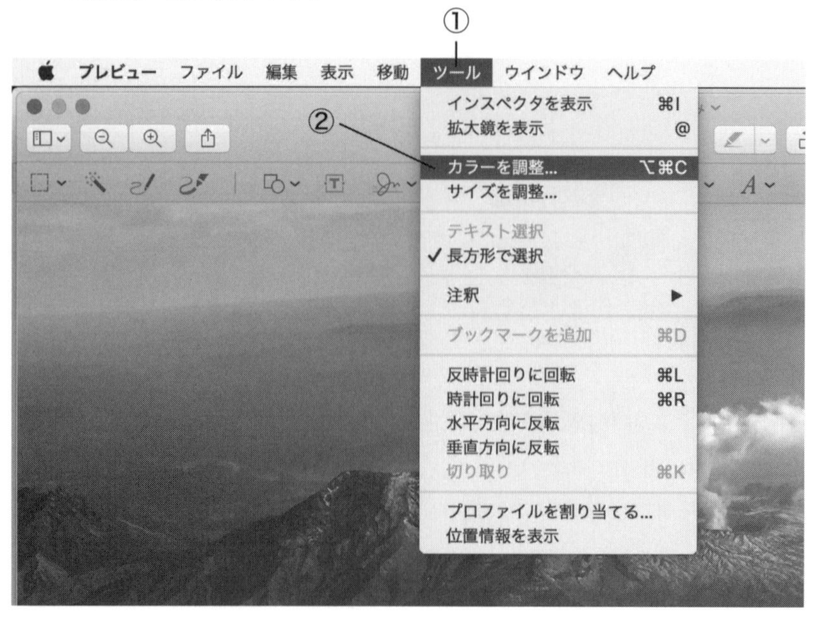

3）画像を補正するメニューが表示されます．

①「露出」で，明るさを調整します．

②「コントラスト」で，コントラストを調整します．

③「ハイライト」や「シャドウ」でも，コントラストや明るさが微妙に変化します．

④ 画像の補正が終了したら，左上隅の「赤いボタン」を押してファイルを閉じます．自動的に，補正されたファイルが保存されます．

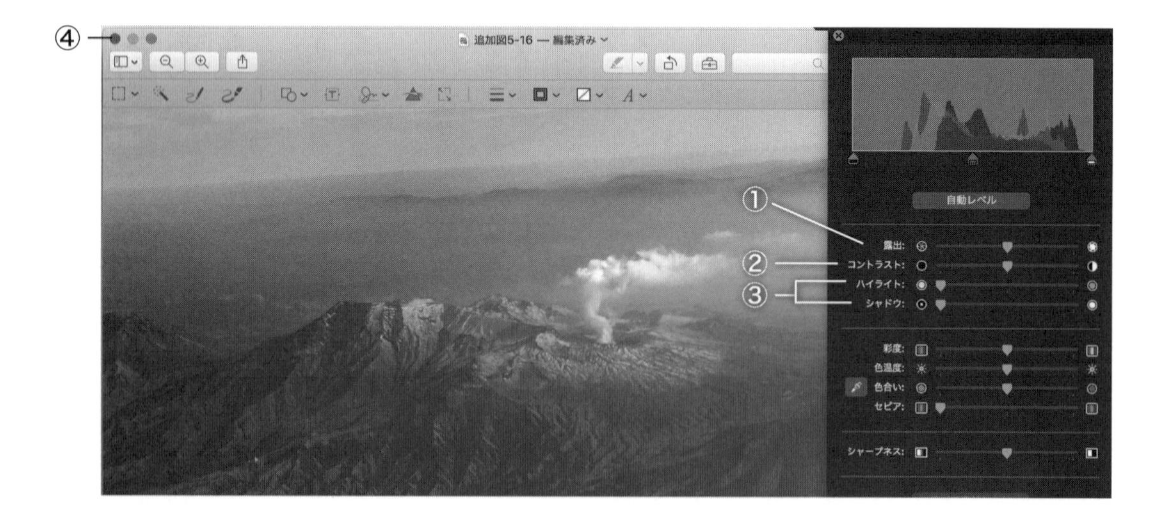

5-3. 画像のメモリーサイズと解像度の関係

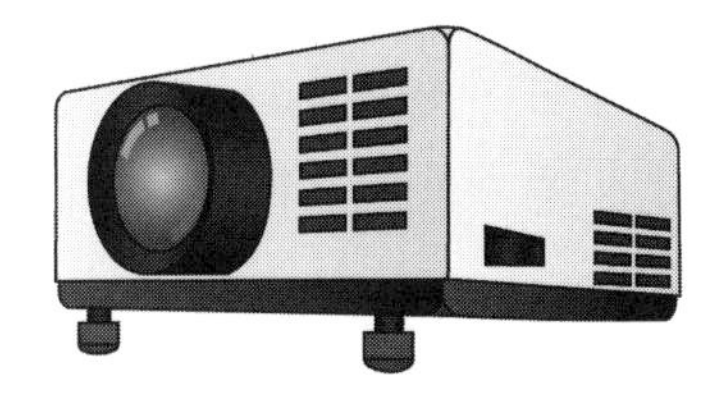

プレゼンソフトのスライドに画像を貼り付けると，その画像のメモリーがプレゼンファイルのメモリーに加えられます．画像メモリーはテキストと比べるとはるかに大きいので，画像のメモリーの大きさはある程度制限しておくことを薦めます．特に，最近の高画質を売りにしたデジタルカメラで撮影した画像のファイルでは，そのまま使ってしまうと，1つの画像で数十MBのメモリーサイズになることもあります．

そこで，画像の解像度を，プレゼンファイルをスクリーンに投影するプロジェクターの規格を考慮して調節します．プロジェクターの画像はドットの集合体ですが，そのドット（ピクセル）数は次のような規格となっています．

WUXGA	WXGA	XGA
1920 x 1200	1280 x 800	1024 x 768

この数より大きなピクセル数の画像をプレゼンファイルのスライドに貼り込んだとしても，それは画像の質には反映されません．そこで，使用する画像の解像度（画像のピクセル数）を確認して，調整する必要があります．トリミングをした画像はその処理によって画像のピクセル数は減っていますが，トリミングをせずにスライド一杯に画像を投影する時には，特に，この画像処理工程を施すことをお薦めします．

最近の学会やシンポジウムでは，会場で使用されるプロジェクターの画像の解像度が年々上がってきていますが，現状では使用する画像ファイルの解像度について，「WXGA」か，「XGA」を前提に設定しておけば十分と思われます．以下に画像の解像度の調整の例を示します．

1）練習用の画像をPhotoshopで開き，「イメージ」のプルダウンメニューから「画像解像度」を選択します．

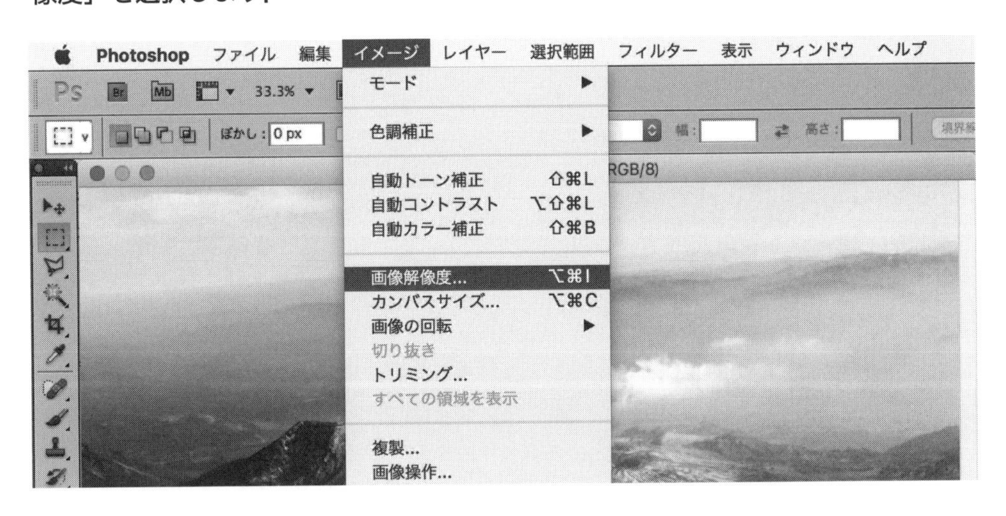

2）「画像解像度」のダイアログボックスが表示されます．

① この画像をスライドの画面一杯に表示したとしても，そのために必要な画像のピクセル数は，「WXGA」の規格に従えば 1280 × 800 となります．そこで，画像のピクセル数の「幅」の欄に，1280 を入力して，

②「OK」を押します．

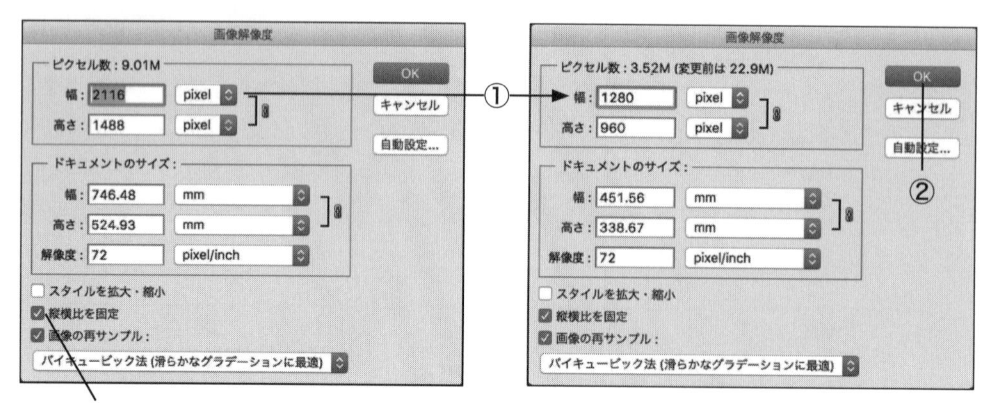

チェックが入っています．画像の縦横比は固定されていますので，画像の縦か，高さのどちらかのピクセル数（①）を変更することで，画像を縮小・拡大することができます．

3）画像のピクセル数を減らしたので，画像が小さく表示されますが，プレゼンファイルのスライドに貼り付ける画像ファイルとしては，何ら問題はありません．

4）補正した画像ファイルは，別のファイル名で保存します．

前述の「5.1 画像のトリミング，Adobe Photoshop を用いる場合」の 4）～5）（P112）にしたがって，ファイルを保存します．

5-4. 画像のプレゼンソフトへの貼り込み

補正した画像ファイルは，プレゼンソフトのスライド上にドラッグ＆ドロップして，貼り込みます．

【パワーポイント】

1）補正した画像ファイルを，パワーポイントのスライド上にドラッグ＆ドロップして，画像を貼り込みます．

2）スライドに貼り込んだ画像は，次に挙げる２つの方法で大きさを調整します．

方法１ ① 画像をクリックして選択し，右下隅にカーソルを合わせて．内側に押し上げると画像を縮小できます．逆に外側に引くと拡大できます．

方法２ ② 画面上部のメニューから，「書式」をクリックして選びます．

③ 画像をクリックして選択し，画像の縦または幅の長さを変えて，大きさを調整します．

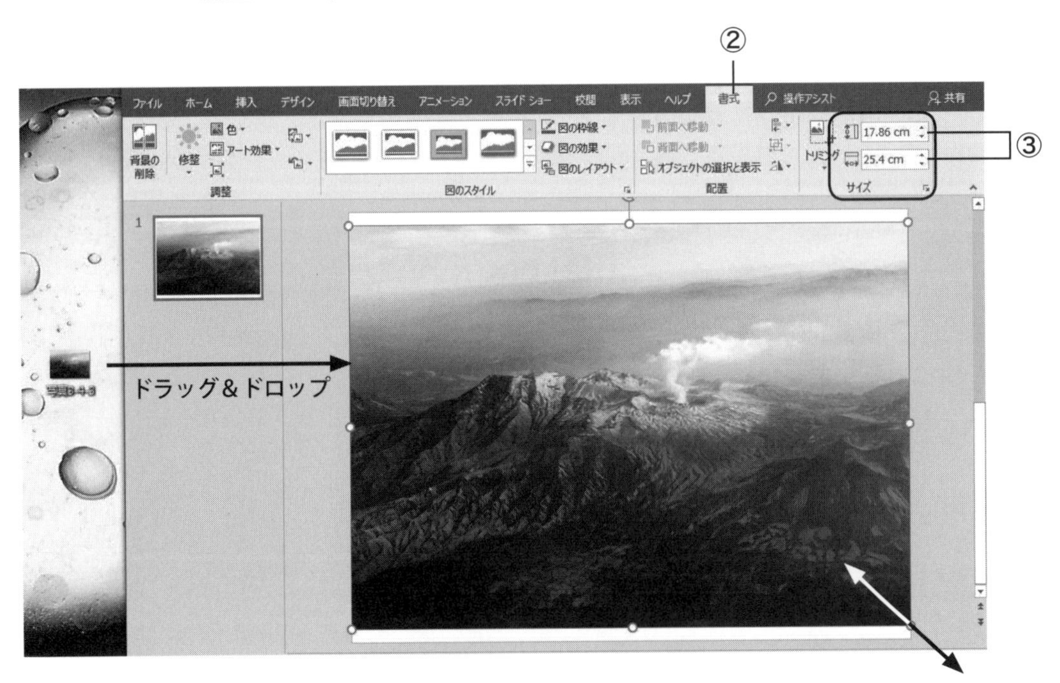

① 画像をクリックして選択した後，右下隅を内側に押し上げると，画像を縮小できます．逆に外側に引くと拡大できます．

3）画像の大きさを調節したスライドの例を示します．

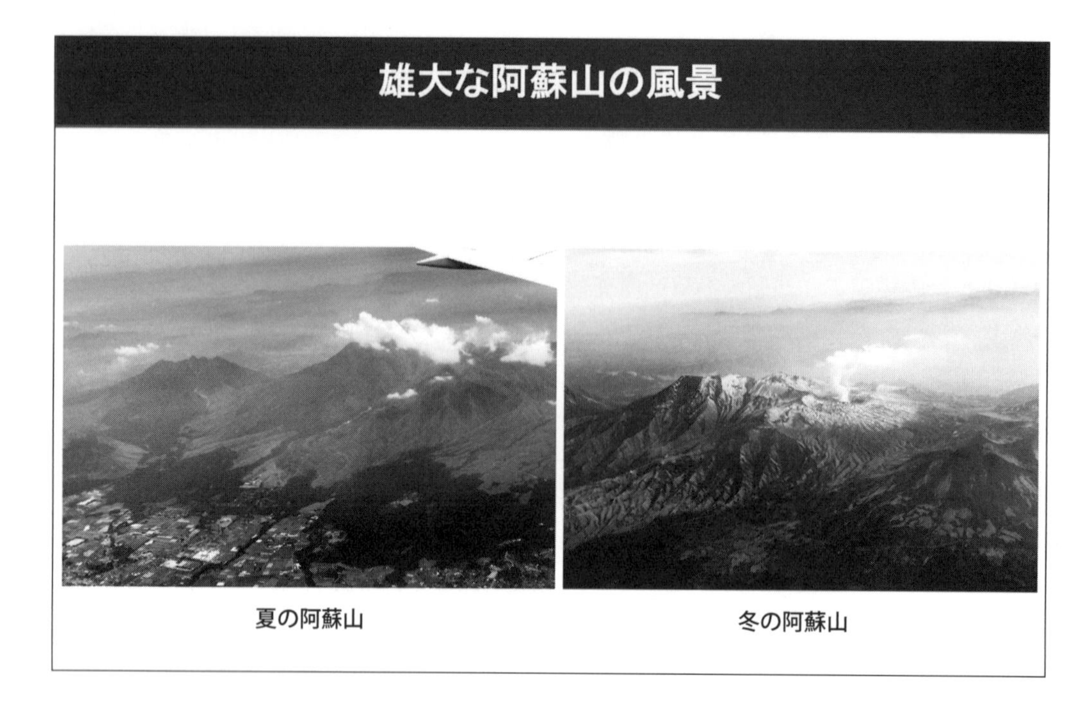

4）ファイルの名前を付けて保存します．

【Keynote】

1）加工された画像ファイルが保存されます．このファイルを Keynote のスライド上にドラッグ＆ドロップします．

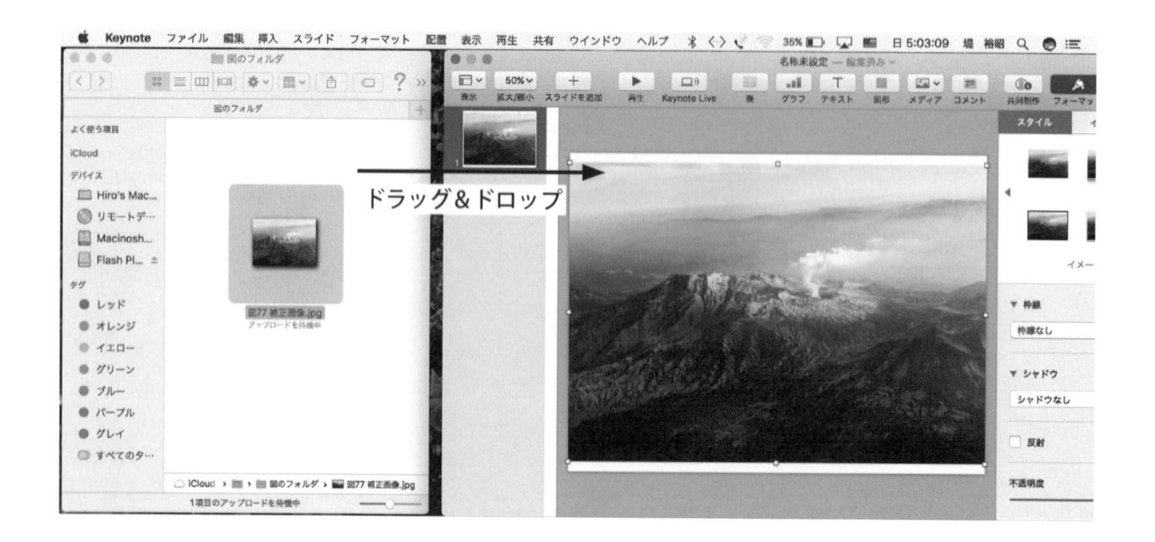

2）画像の大きさを調整するための 2 つの方法があります.

方法1 ① 画像の四隅にカーソルを合わせて押し引きすると，大きさを変えることができます.

方法2 ② 画像をクリックして選択すると，画面の右側に「インスペクタ」が表示されます.「配置」をクリックします.

③ 画像の幅や高さを 1 pt 単位で調節します.

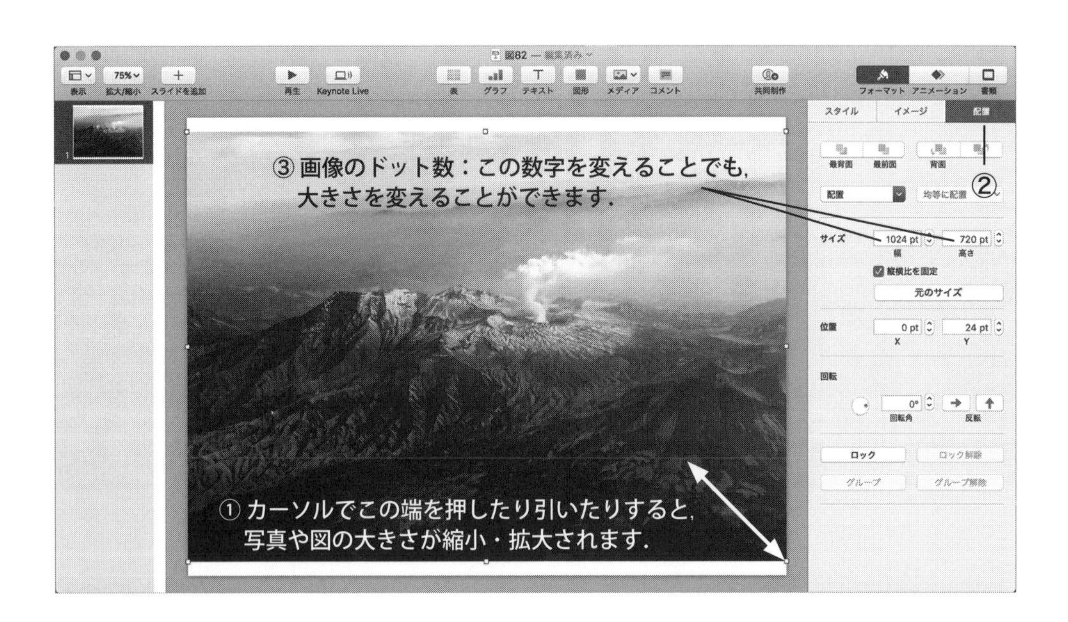

3）ファイルの名前を付けて保存します.

5-5. 複数の画像を並べるテクニック

1つのスライドに複数の画像を整然となるべるためのテクニックを紹介します．複数の画像を同時に示す場合，示したい物や現象を見やすくするためには，それらの画像の大きさや縦・横の長さの比が必ずしも一定になるとは限りません．そこで，それらの画像が最終的に整然と並んでいるように見せるためのテクニックを解説します．

1．例題として3つの生物の画像を示します．

右側の画像になるほど，もともとの生物の大きさが小さくなるので，どうしても撮影した画像が小さくなって，どのような生物か見づらくなります．

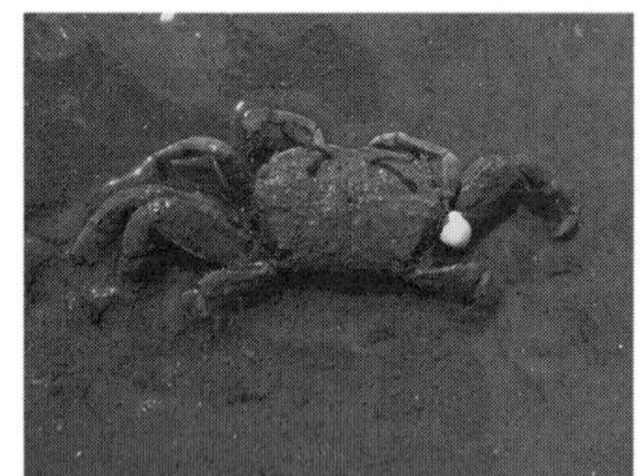
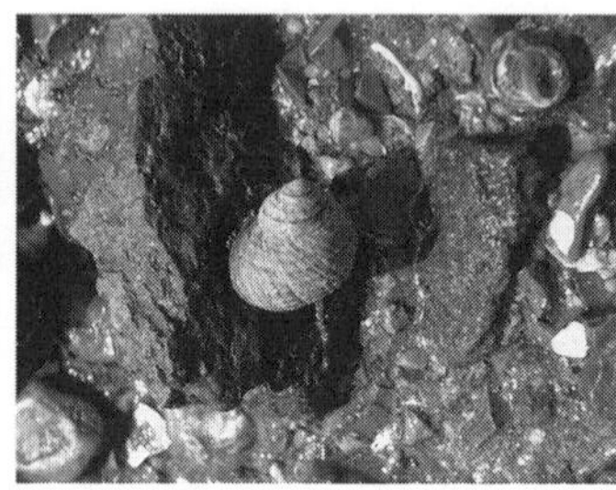
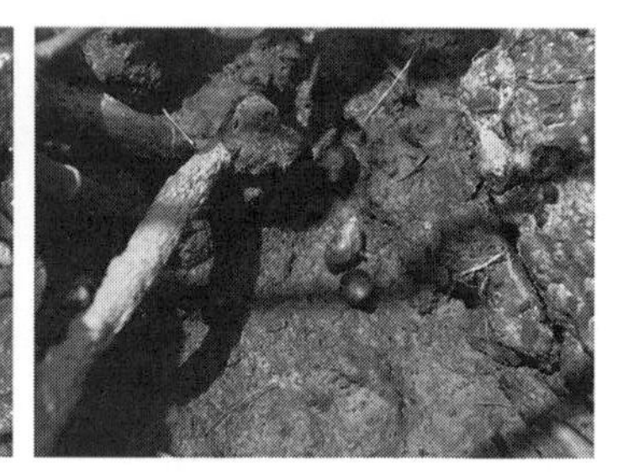

2．そこで，中央と右の画像を，「5-1. 画像のトリミング」で解説した方法で トリミングして，見せたい生物の画像を引き伸ばして大きく見えるようにします．

画像を切り抜くする際に，正確に画像の縦・横の長さの比を一番左側の画像と同じになるように切り抜かないと，横に並べたときに大きさがばらついて，見た目が悪くなります．ところが，それは面倒な操作が必要となること，Photoshop を使用しない場合はその値通りに切り抜くことが難しいこと，切り抜いた後でも画像を拡大・縮小して写真として見せる部分の大きさを微調整したいなどの都合で，写真の大きさがまちまちになってしまいがちです．

① これらの画像を整然と並べるために，それぞれの画像で示す横幅を，大まかでいいので，

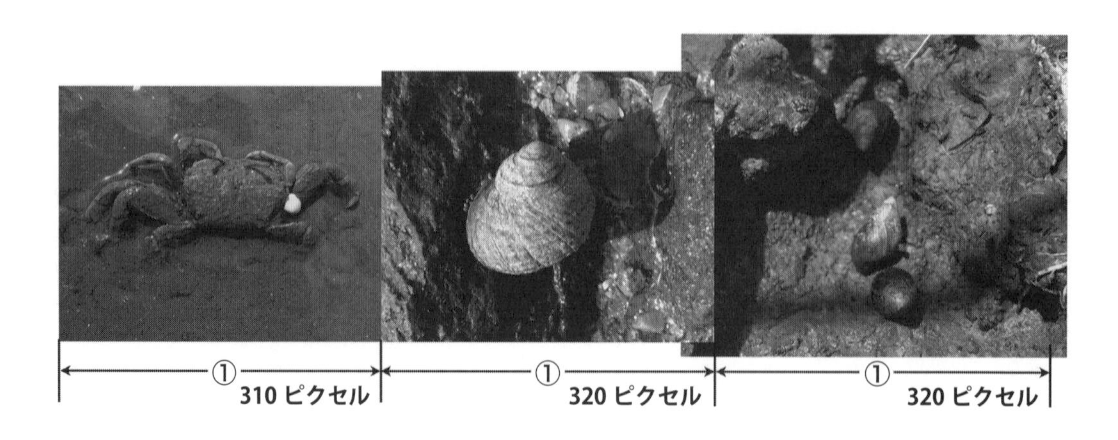

画像を重ねて確保します．例題では，左の写真が310ピクセルの長さになっていて，他の2つより10ピクセル幅が短いのですが，この程度の差であれば目立ちません．

3．3つの画像が可能な限り同じ大きさを同じように，必要に応じて，画像の上側，下側，左側，右側に白色の四角形を重ねて，不要な部分をスライドでは見えないようにします．

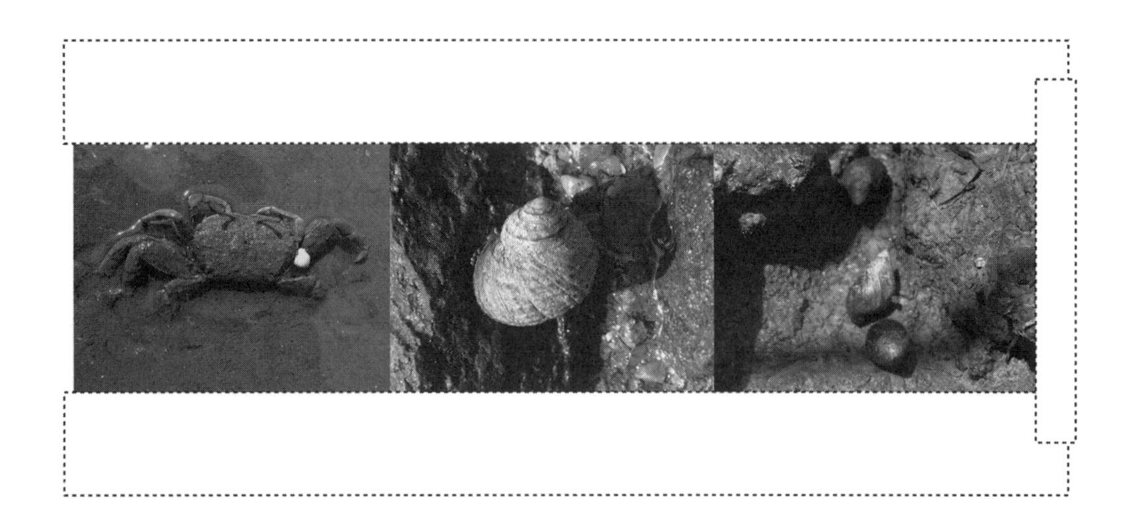

4．画像の境目に白線を乗せて，画像を区切ります．

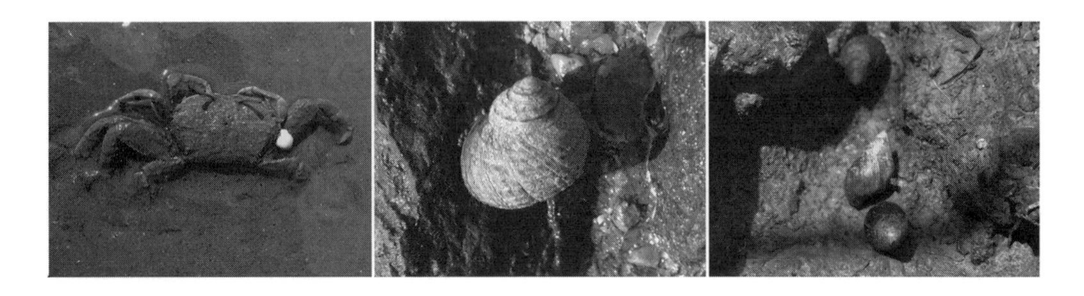

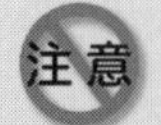

画像の幅

ここで説明した3つの画像の幅（310〜320ピクセル）は，XGA（1024×768）の規格のスライドを作成することを前提としています．

Chapter
6

画像化された
パワーポイントの
プレゼンファイルへの作り方

用意されたパソコンで失敗しないファイルを作ろう！

単独の講演会や発表者が限られたシンポジウムなどでは，プレゼンファイルの作成に使用した自分のパソコンを使用することができます．しかしながら，学会などの公の場で研究発表をする場合，Windows OS で動作するパソコンが用意されているのが一般的です．本書で紹介する「ヒラギノ角ゴシック」や「Noto Sans CJK」をフォントとして使用したプレゼンファイルでは，フォントが自動的に「MS ゴシック」などに変換されてしまい，想定したレイアウトや画面のイメージが再現されません．

そこで，本章では，「ヒラギノ角ゴシック」や「Noto Sans CJK」をフォントに使用して作成したプレゼンファイルを，想定したイメージ通りにスライドとして投影するために，「画像化されたパワーポイントのプレゼンファイルの作り方」を解説します．

各スライドを 1 つの図として画像化したプレゼンファイルを作成します．

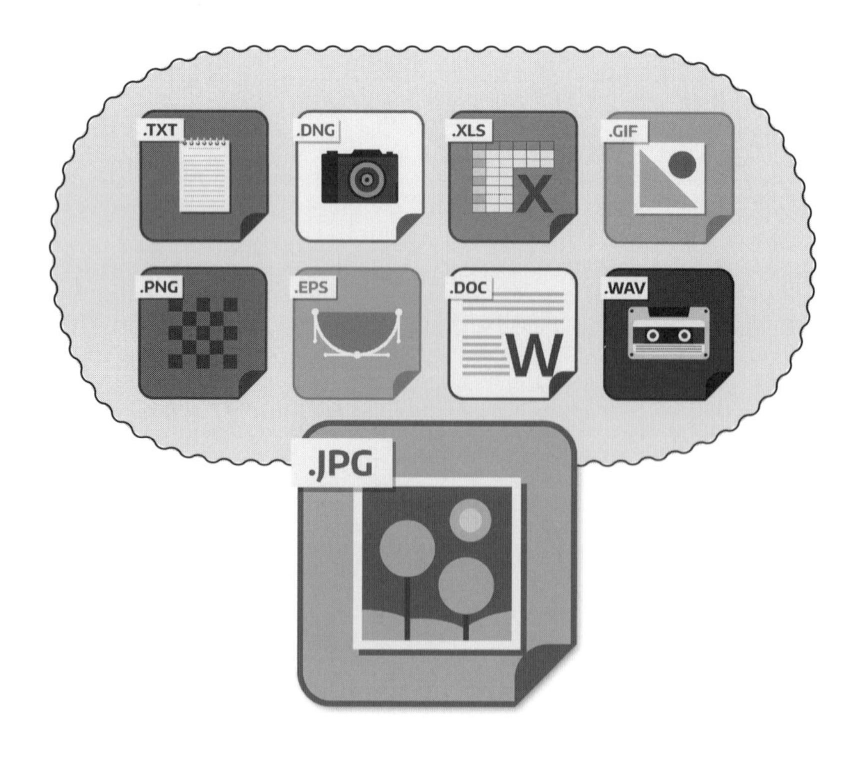

6-1. Windows・パワーポイントの場合

1）パワーポイントで作成したプレゼンファイルを開きます.

2）画面上部のメニューから「ファイル」をクリックして選択します.

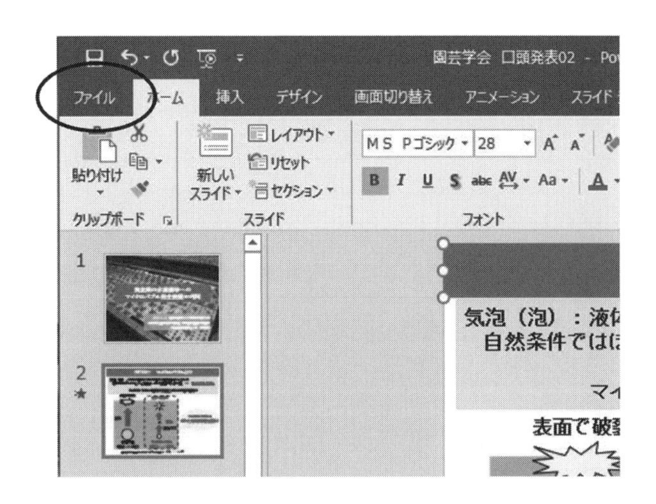

3）「ファイル」についての作業のメニューが表示されます. この中から,「エクスポート」をクリックして選択します.

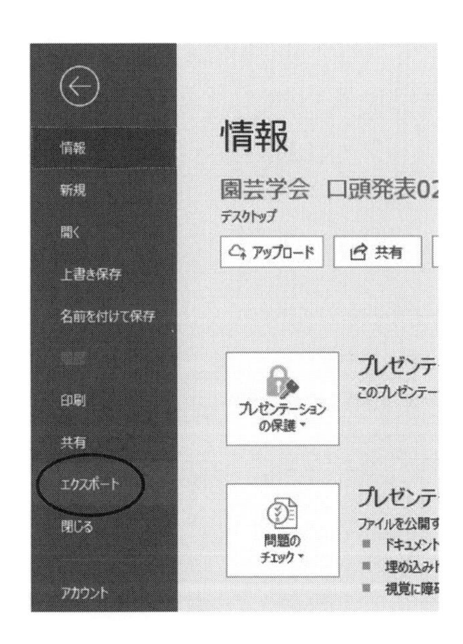

4）「エクスポート」のメニューが表示されます.

①「ファイルの種類の変更」,

②「PowerPoint 画像化プレゼンテーション」,

③「名前を付けて保存」をクリックして選択します.

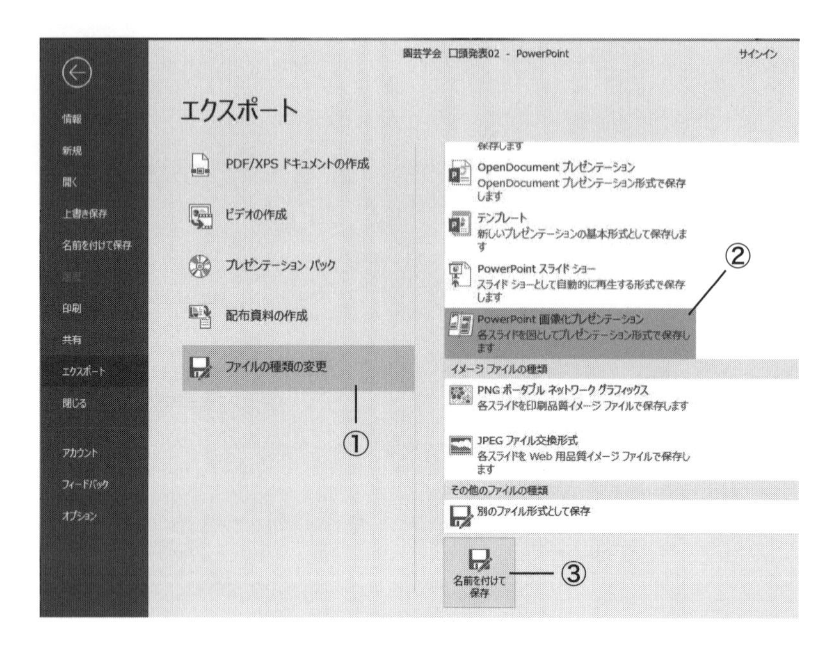

5）画像化した PowerPoint のプレゼンファイルを保存します.

① 新しい「ファイル名」を入力します.

②「保存」をクリックします.

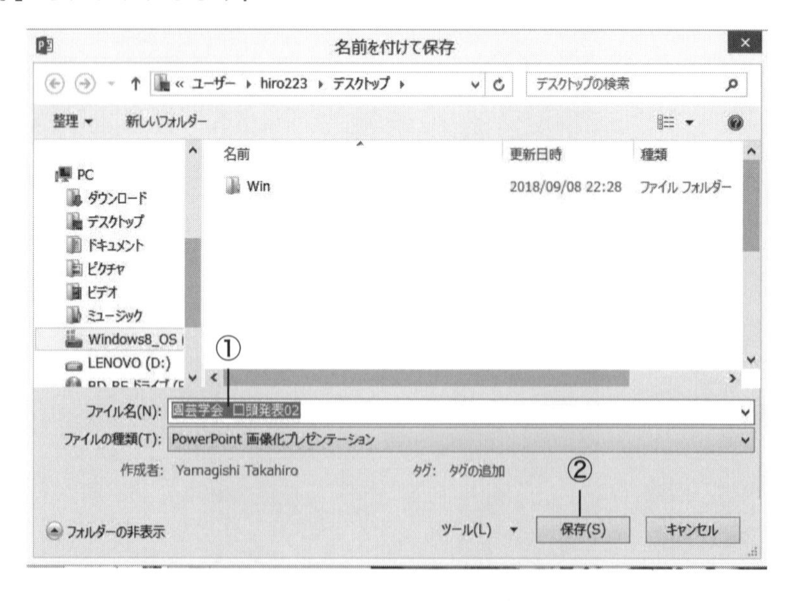

6）各スライドが画像化された PowerPoint のプレゼンファイルが作成されます.

6-2. macOS・PowerPoint の場合

1）PowerPoint で作成したプレゼンファイルを開きます．

① 画面上部のプルダウンメニューの「ファイル」から「エクスポート」を選択します．

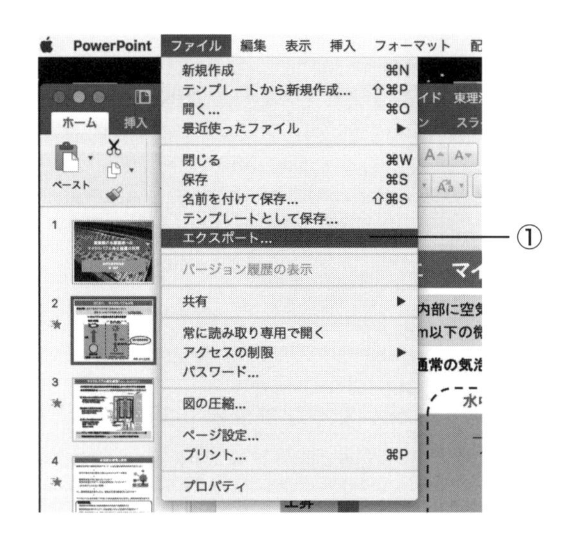

2）プレゼンファイルを「エクスポート」するためのダイアログが表示されます．

① エクスポートしたファイルをまとめて保存するフォルダー名を入力します．

② ファイル形式として，「JPEG」を選択します．

③「すべてのスライドを保存」を選択します．

④「保存」をクリックします．

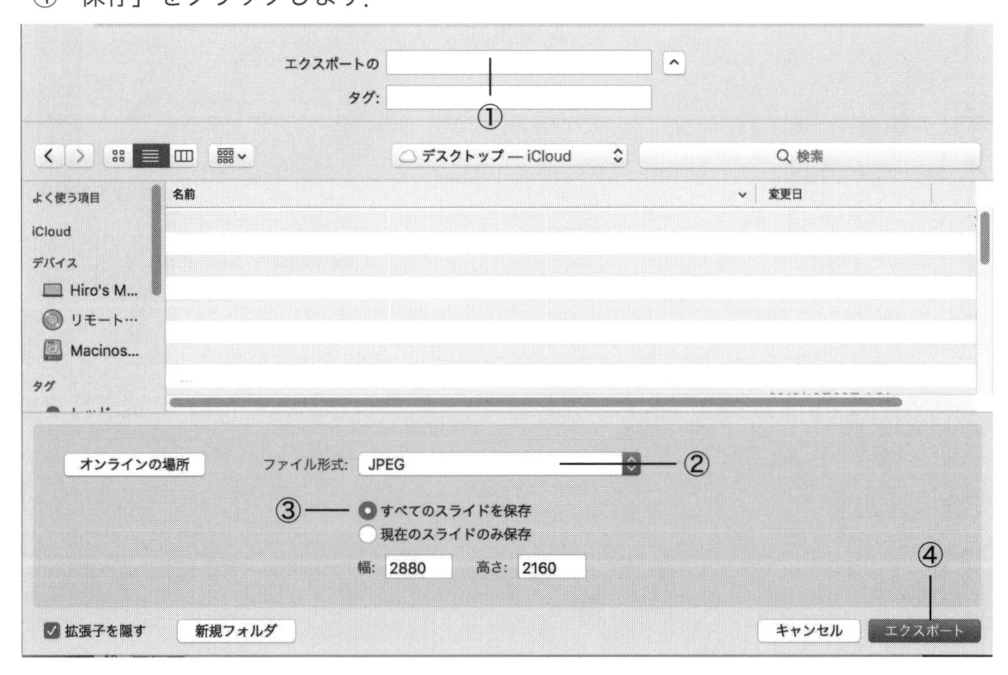

3）指定した名前のフォルダーが作られます．そのフォルダーをダブルクリックすると，その中に「JPEG」形式の画像化された各スライドが保存されています．

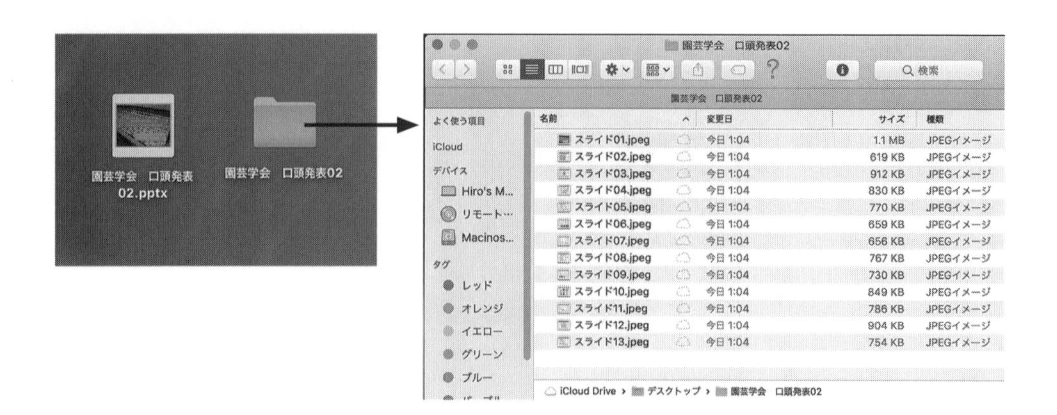

4）PowerPoint の空のスライドが入ったファイルを作成し，スライドの順に従って，作成した「JPEG」形式のスライドの画像を空のスライドにドラッグ＆ドロップして貼り込んでいきます．

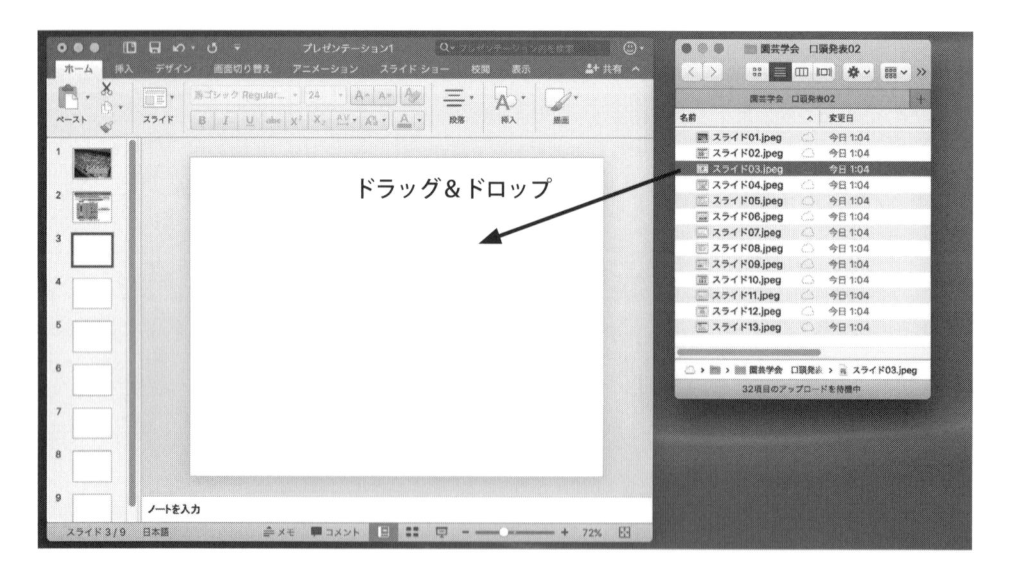

5）これで各スライドが画像化された PowerPoint のプレゼンファイルが作成されます．

6-3. macOS・Keynote の場合〈Photoshop を使用する〉

1）Keynote で作成したプレゼンファイルを開きます.

① 画面上部のプルダウンメニューの「ファイル」から「書き出す」を選択し，表示されたメニューから「PDF」を選択します.

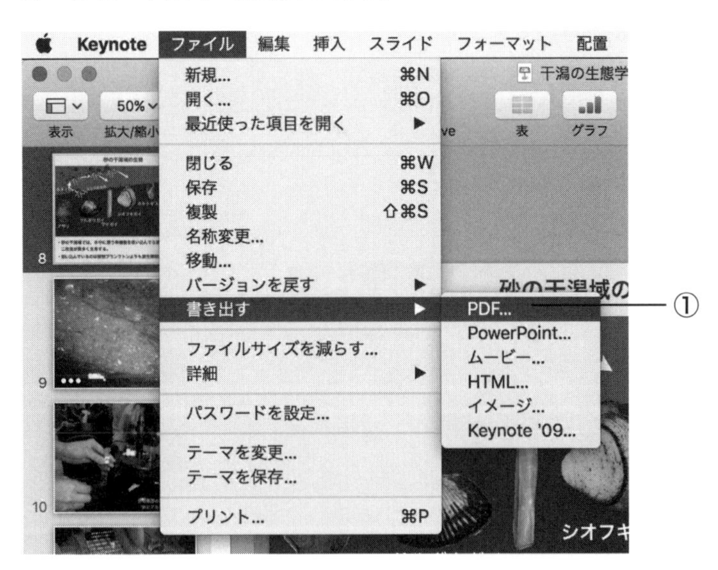

2）プレゼンファイルを「書き出す」ためのダイアログが表示されます.

①「PDF」が選択されていることを確認します.

②「イメージの品質」としてプルダウンメニューから「最高」を選択します.

③「次へ」をクリックします.

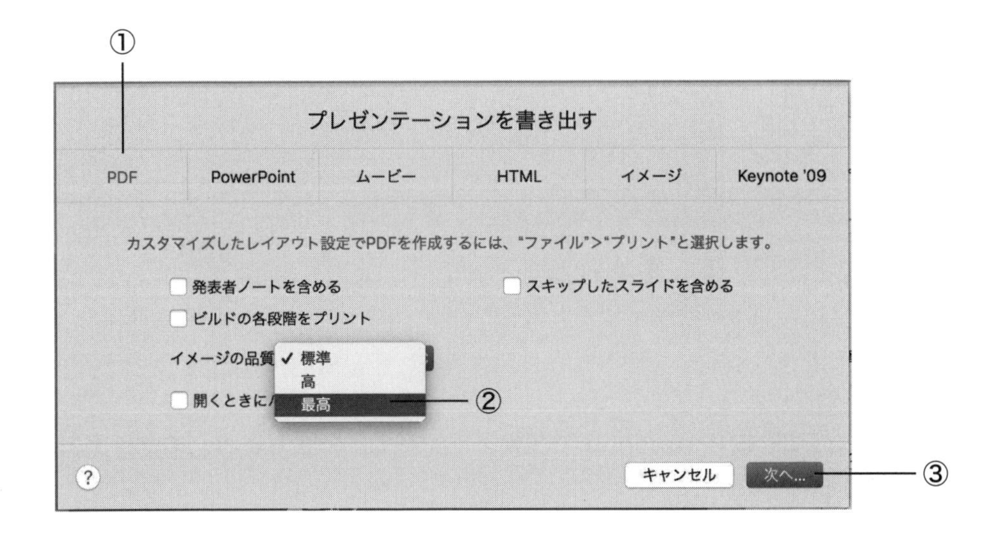

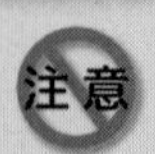

注意「書き出し」の形式として「イメージ」を選択しない.

「イメージ」を選択すると，各スライドがそれぞれ画像ファイルとして保存されます．しかしながら，画像ファイルの画質が悪く，元のスライドのイメージよりぼけた画像となります.

3）「PDF」を作成するためのダイアログが表示されます.

①「PDF」のファイル名を入力します.

②「書き出す」をクリックします.

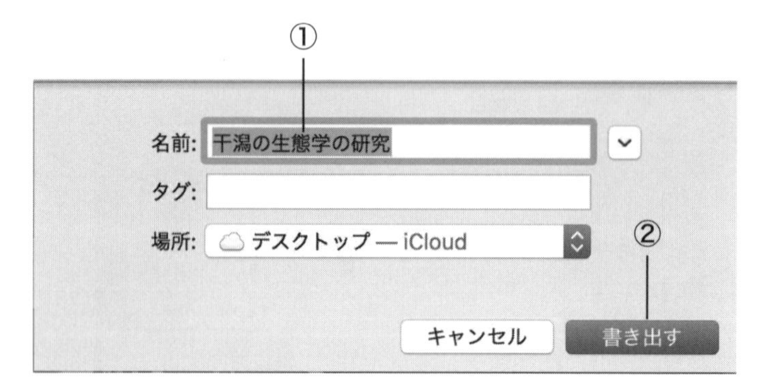

4）指定したファイル名の PDF が作成されます.

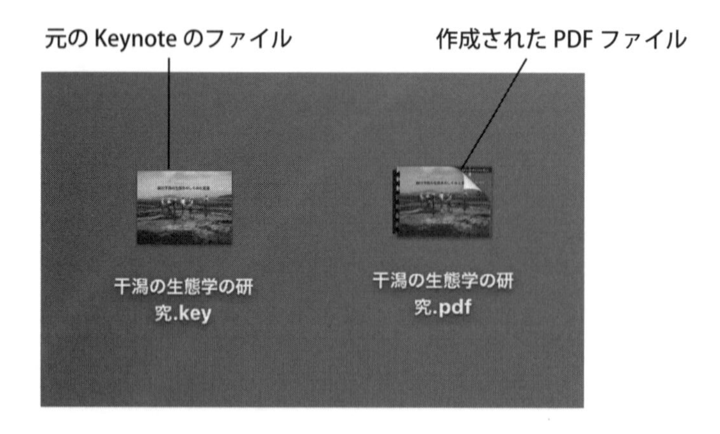

5）作成した PDF を Photoshop で開きます.「PDF の読み込み」のダイアログが表示されます.

①「ページ」が選択されていることを確認します.

② 開くスライドの「ページ」をクリックして選択します．
（ここでは，ページ1を選択する例を示しています．）
③「OK」をクリックすると，指定したページが開きます．

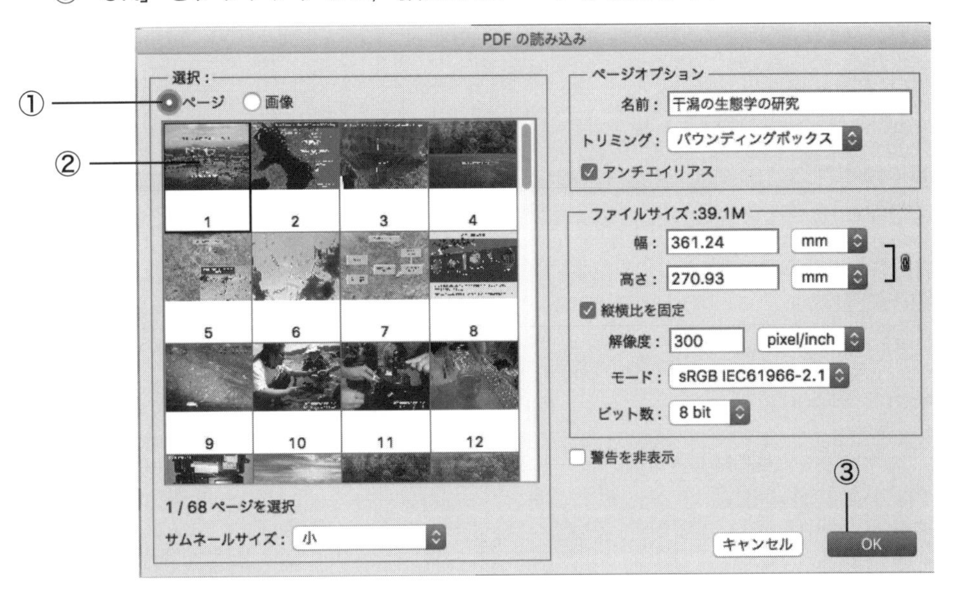

6）PDF の指定されたページが表示されます．
① 画面上部のプルダウンメニューの「ファイル」から「別名で保存」を選択します．

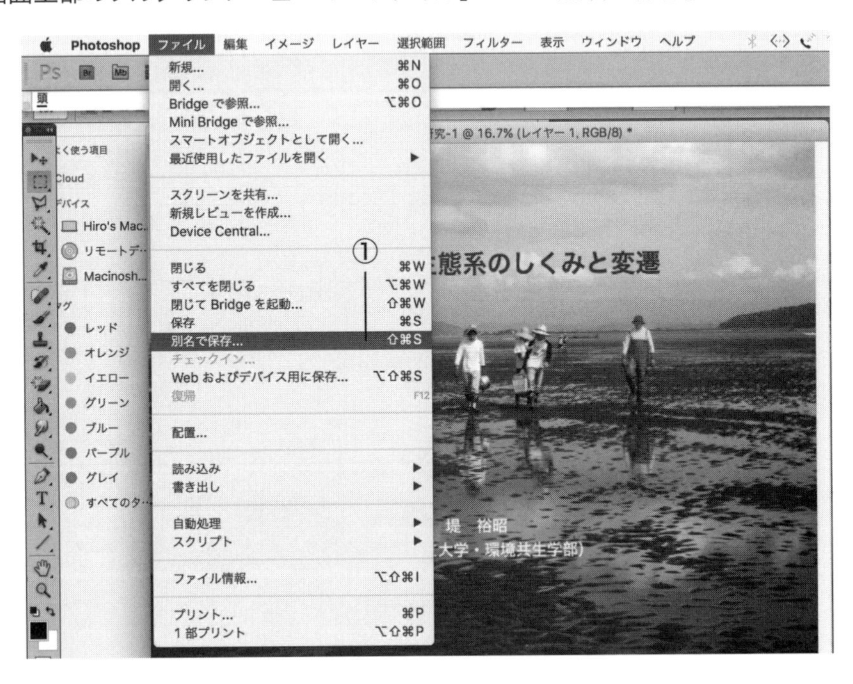

7）ファイル名を入力するダイアログが表示されます．
① ファイル名を入力します．
② 保存するファイルのフォーマットをプルダウンメニューから選択します．ここでは，

「JPEG」を選択します.

③「保存」をクリックします.

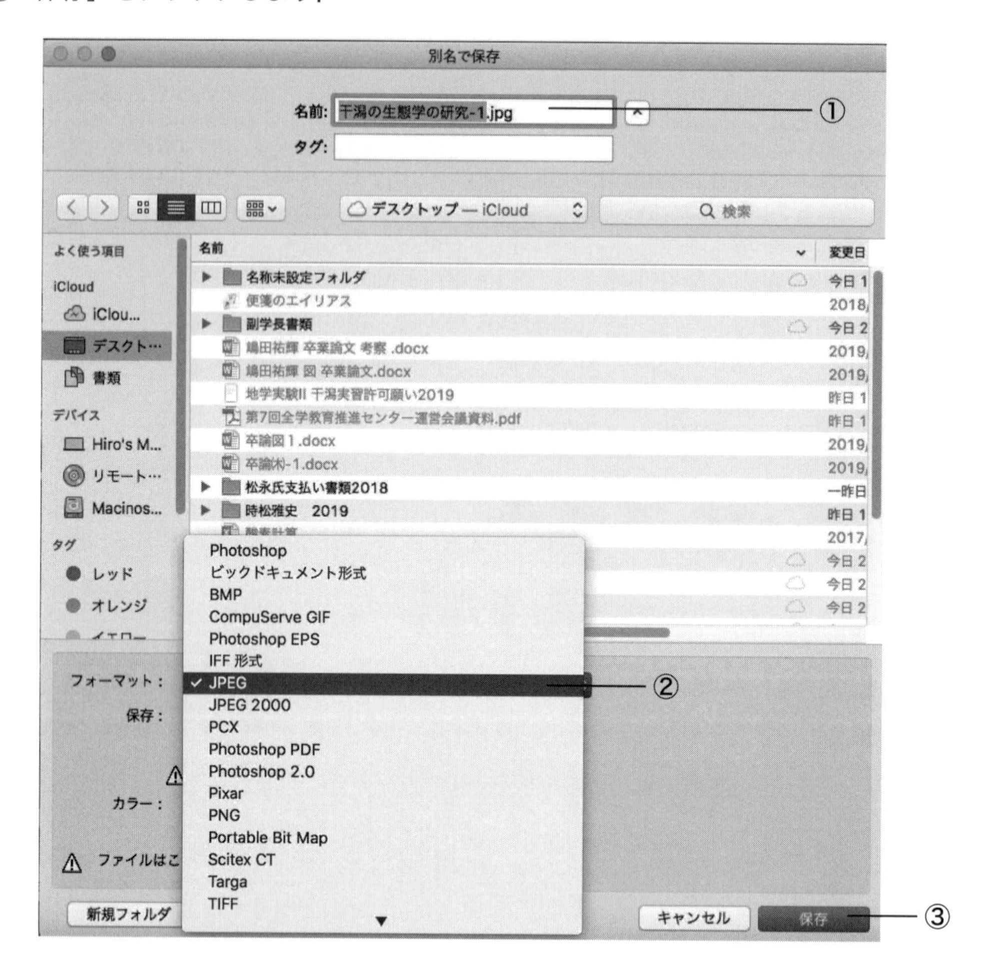

8)「JPEG」のオプションを選択するダイアログが表示されます.

① 画質は「高」を選択します.

②「OK」をクリックします.

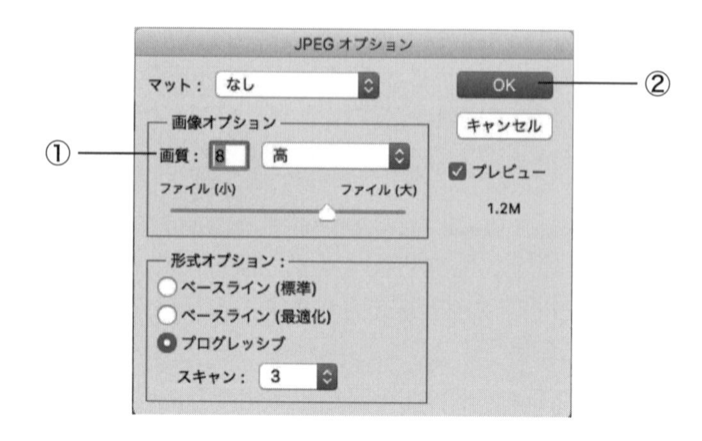

9）ページ1の「JPEG」ファイルが保存されます.

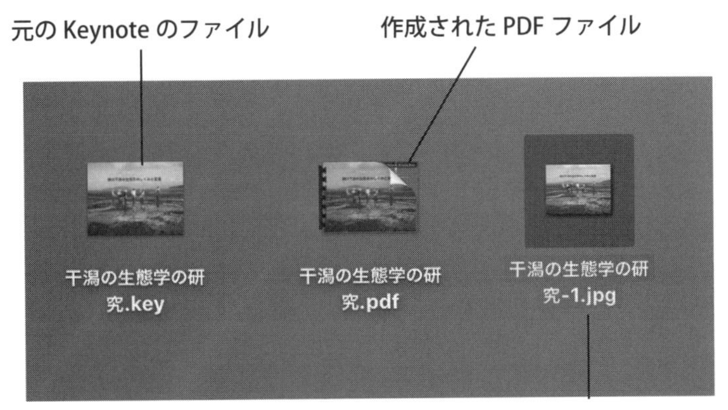

10) PDF の次のページの「JPEG」ファイルを，１）～９）の作業を繰り返して順次作成していきます.

11) PowerPoint の空のスライドが入ったファイルを作成し，PDF のページの順に，作成した「JPEG」形式のスライドの画像を空のスライドにドラッグ＆ドロップして貼り込んでいきます.

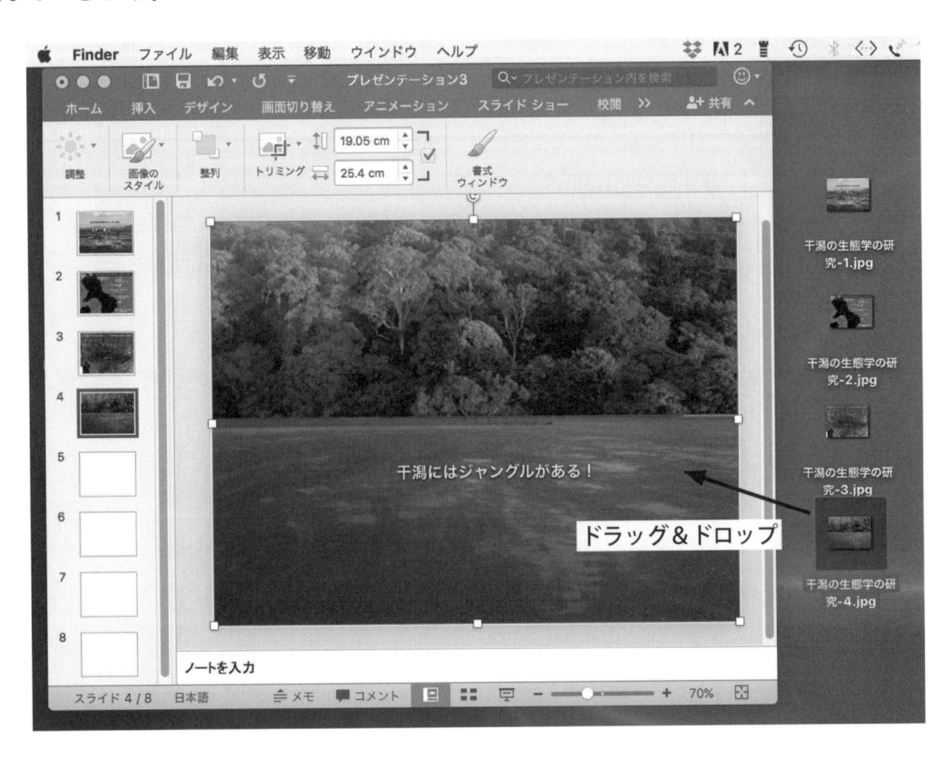

12) これで元の Keynote のプレゼンファイルから，各スライドが画像化された PowerPoint のプレゼンファイルが作成されます.

6-4. macOS・Keynote の場合〈Photoshop を使用しない〉

Keynote で作成したプレゼンファイルを，各スライドが画像化された PowerPoint のプレゼンファイルに変換する作業において，Photoshop を使用しない方法を説明します．

1）Keynote で作成したプレゼンファイルを開きます．

① 画面上部のプルダウンメニューの「ファイル」から「プリント」を選択し，表示されたメニューから「PDF」を選択します．

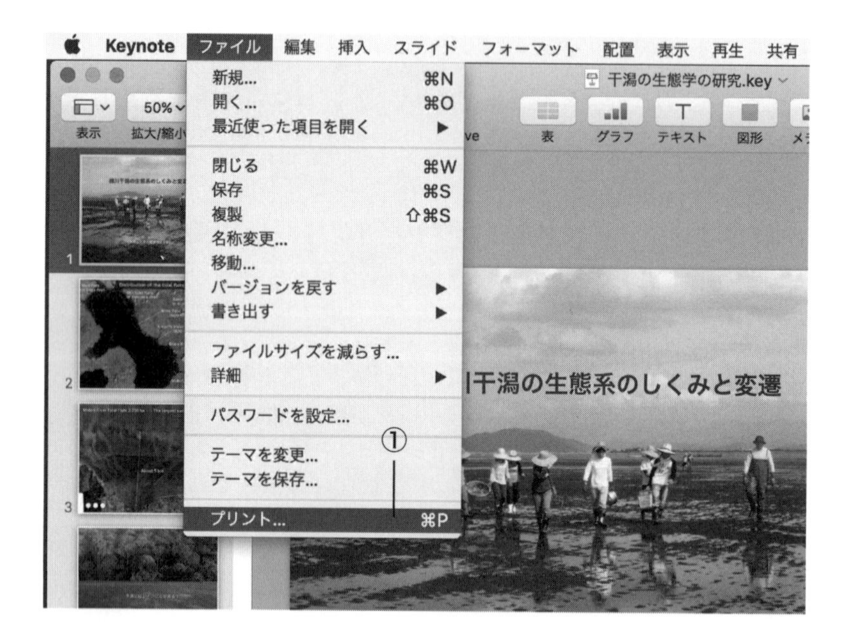

2）Keynote で作成したプレゼンファイルを「プリント」するためのダイアログが表示されます．

① 1 ページずつプリントします．プリントの開始と終了のページとして同じページ数を入力します．ここでは，最初のページをプリントするために「1」を入力します．

② 実際には 1 ページずつ PDF を作成していきます．PDF のプルダウンメニューから「PDF として保存」を選択します．

③「プリント」をクリックします．

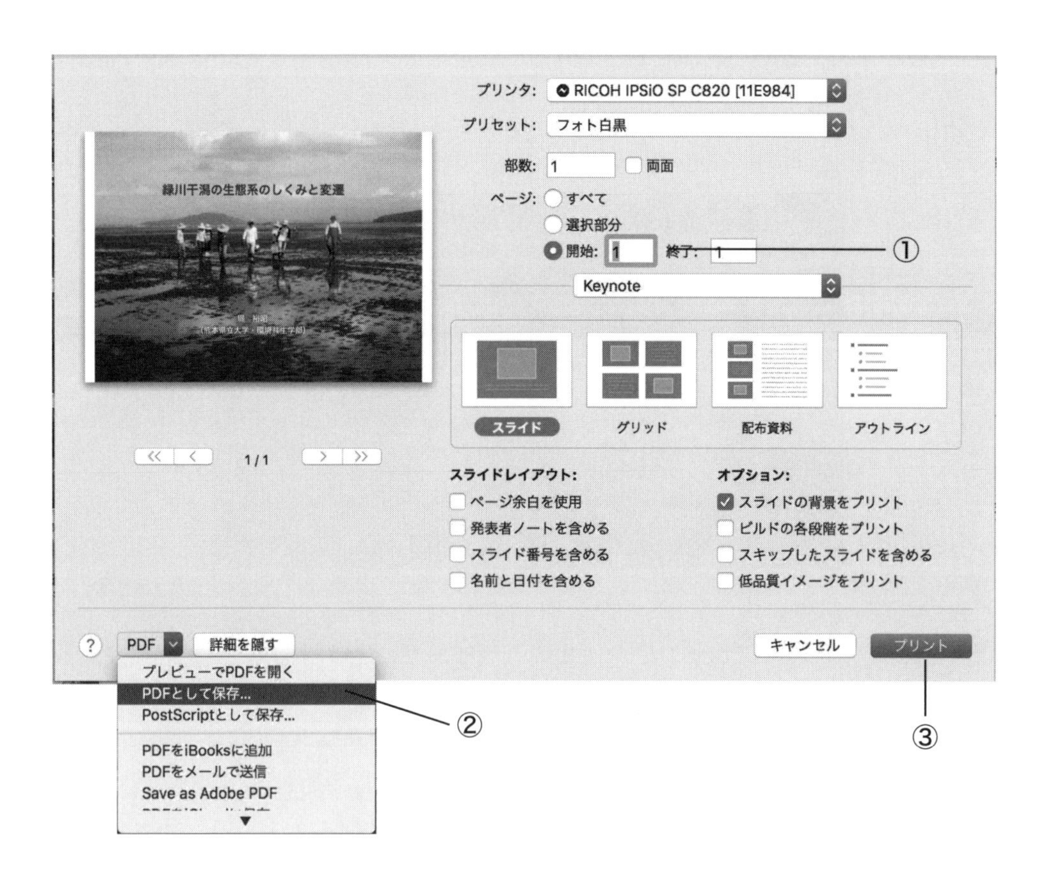

3）「PDF」を作成するためのダイアログが表示されます.

①「PDF」のファイル名を入力します.

②「保存」をクリックします.

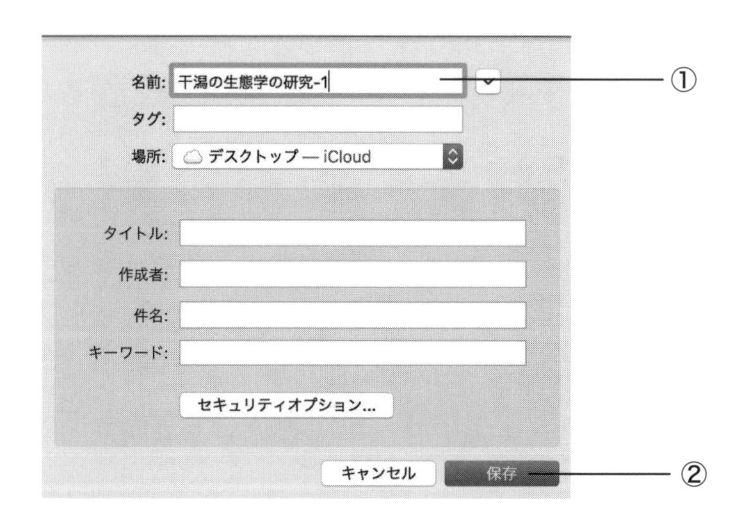

4）指定したファイル名の PDF が作成されます.

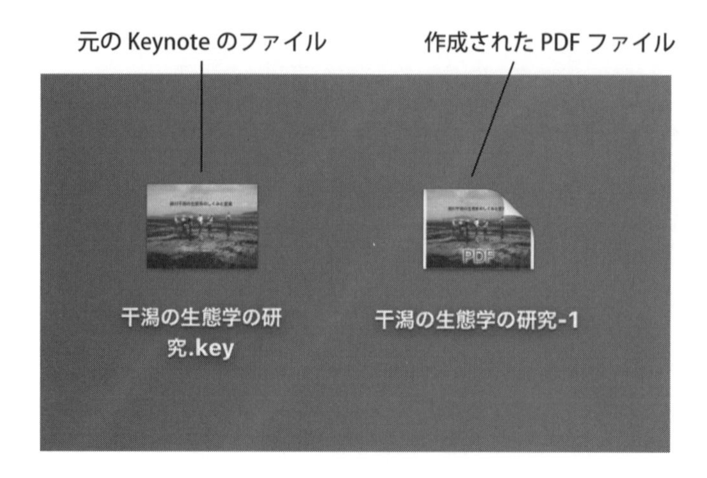

5）Keynote で作成したプレゼンファイルのスライドを，1）～4）の作業を繰り返して順次 1 コマずつプリントし，それぞれの「PDF」を作成していきます.

6）PowerPoint の空のスライドが入ったファイルを作成し，Keynote で作成したプレゼンファイルのスライドの順に，作成した「PDF」を空のスライドにドラッグ＆ドロップして貼り込んでいきます.

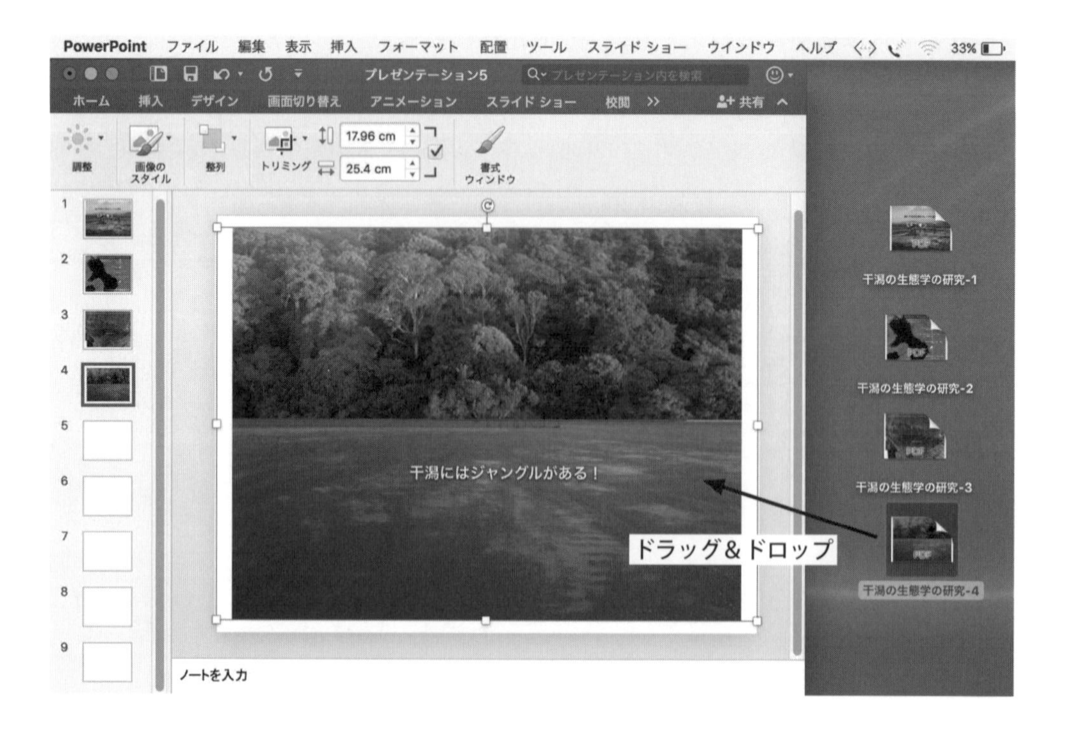

注意 貼り込んだ画像の大きさ

貼り込んだ画像はスライドより少し小さいサイズになっています．少し拡大して，スライドの大きさに合わせてください．

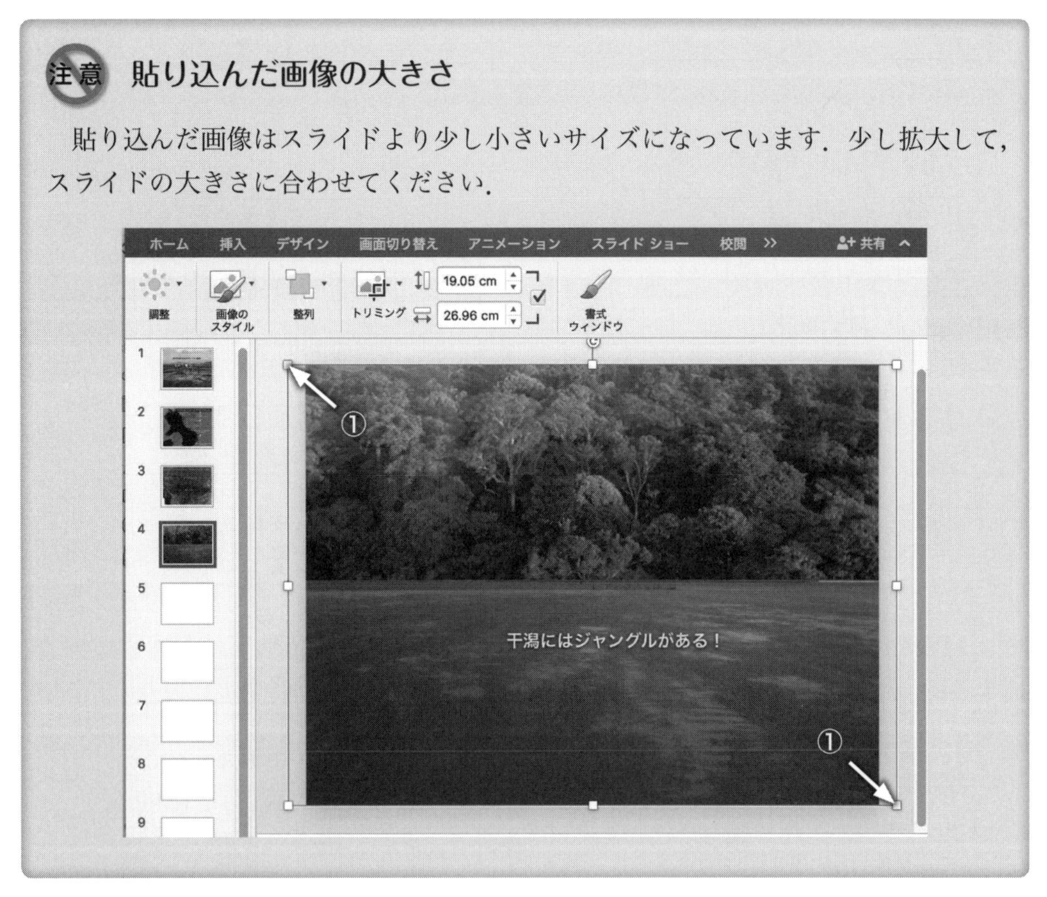

7）これで元の Keynote のプレゼンファイルから，各スライドが画像化された PowerPoint のプレゼンファイルが作成されます．

情報 **国際会議でのプレゼンへの対応** 国際会議における発表で経験したことですが，パワーポイントで作成した英語表記のプレゼンファイルの文字が変化してしまったことがあります．現在はこの問題が解消されているかは不明ですが，同じ Widows でも対象となる国の言語条件に最適化するため，OS が一部修正されている部分があると聞き及んでいます．このような場合への備えとして，各スライドを画像化した PowerPoint のプレゼンファイルを作成しておけば安心です．

情報 **画像化されたファイルでのアニメーション** プレゼンテーションには，テキストを 1つずつ示したり，特定の部分を矢印で指したり，丸で囲んだり，色を変えたり，一部を拡大するなど，スライドに動きを付けることがあります．各スライドを画像化すると，このような設定がなくなってしまうのと，そのスライドのコマにはアニメーションの全設定が映り込んでしまいます．

この解決方法としては，次頁の図に示すように，1つのコマに設定したアニメーションの各段階を，別々のスライドのコマとして作成してください．それらを画像化すると，コマ落としの画像となるので，スライドを次のコマに進めると，あたかもアニメーションが設定されているように見えます.

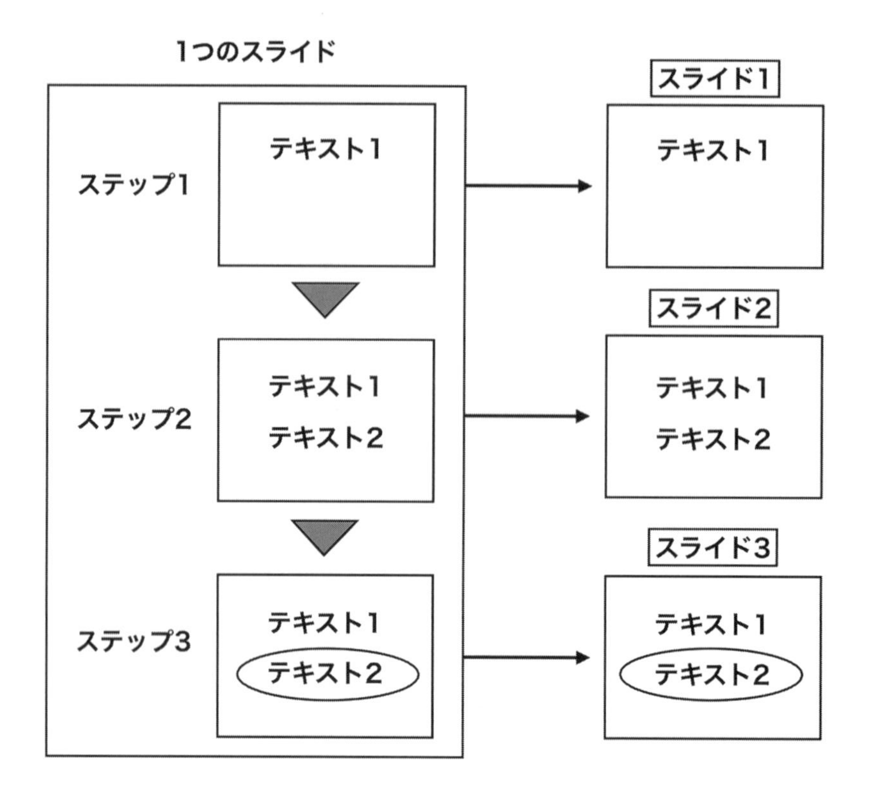

付録　国際会議における プレゼンテーションの準備

最近では，国際会議が国内で開催されることも多く，職を得た大学や研究機関の職員だけではなく，ポスドク研究員や大学院生も英語で口頭発表を行う機会が増えています．様々な研究の実績や経験を持つ世界各地の研究者と一同に会して最新の研究成果を公表し，討論し合うことは，お互いの研究の進展に大きな刺激や原動力になることが期待されます．特に，若手の研究者にとっては，自分の研究分野における世界の先達たちに会う機会を得ることは，それだけでも喩えがたい興奮を覚える出来事と推察します（かつて，私がそうであったように）．

そこで，このような研究活動上でもっとも重要な場所で，あなたに「英語」での発表の順番が回ってきます．場合によっては，ここでの発表の出来が，今後の研究者としての国際的な評価や活動に大きな影響を与えることすらありえます．この緊張する場面で，あなたはどのようなプレゼンテーションができるでしょうか？

ここでは，どのような準備をしておく必要があるのか？ということについて，筆者の経験から得た月並みなことですが，お話させていただきます．参考にしていただければ幸いです．

国際会議において 英語でプレゼンテーションを行うための準備

1．わかり易いプレゼンテーション用のスライドを作成すること．

当たり前のことですが，スライドを見ているだけで自然と言葉が出てくるようなレベルまで，わかり易いスライドを作り込んでおくと，自分自身も落ち着いて発表するための助けになります．

2．発表原稿を何度となく読んで，可能な限り覚えておくこと．

プレゼンテーションなので，スライドに視線を移して説明する必要が，発表時間中に何度も生じます．原稿を読んで発表していると，スライドに目をやった後に発表原稿へ視線を戻した時，どこまで読んだのかわからなくなることがあります．大変です！そこを探し当てるまでは，発表を続けることができません．会場にシーンとした張り詰めた空気が流れます．しかも，スライドを投影するために，会場は暗めに設定されているので，そもそも字が読みづらくなっています．また，原稿を読んで発表すると，どうしても棒読みになってしまい，とてもプレゼンテーションと言えるものには聞こえなくなっています．

このような事態を防ぐためでしょうか？ スライドの画面に発表する文章を書き込ん

で，それを読む発表者が実際に見受けられます．これはプレゼンテーションではありません．書いてあることをあらため本人から聞く意味はありませんし，発表に対する何の期待感もなくなります．

3．英語の発音を，時間をかけて反復練習をすること．

これは一夜にしてできることではないのですが，国際会議で発表するという機会を得ることが決まったら，それを1つの切っ掛けに，特に熱を入れて英語でのスピーチの練習をされてはいかがでしょうか？（普段の生活で使わない言葉で話すという苦痛を伴うことは，このような自分が追い込まれる場面が設定されないと，わかっていてもなかなか練習しないものです．）

私の先輩や同世代であれば，日本で一流の研究者という評価を得ている方でも，結構のけぞるようなジャパニーズ・イングリッシュで堂々と発表されておられる方を少なからずお見かけしてきました．また，若手と言われる世代でも，綺麗な発音で滑らかに発表されている方はそれほど多くないように思います．

でも，これからの世代には，もっと英語圏の研究者と比べても見劣りのしない英語のプレゼンテーションを期待しています．研究は一部の学問分野を除けば，言語で思考し，論理展開し，その成果を説明して，進展してきました．もっと native speaker に近い英語の感覚を身につけて，その言語感覚の基盤には西洋文化圏の方には異次元と感じるであろう日本語のしっかりとした感覚を確立していると，それらが高いレベルで融合することによって，これからの時代にふさわしい研究の感覚が生まれると感じるからです．

そこで，一にも二にも，反復練習です！

国際会議における発表原稿は，英語の native speaker の研究者に必ず事前に目を通していただくことを薦めます．時間がある時には（特に経験の少ない学生の方にはお薦めですが），その原稿を学会発表風に読んでもらい，その声を録音して，事前に何度も繰り返し聞きながら，一緒に発声します．私も，実際に，国際会議までに200回以上聞きながら，それに合わせて発声練習をしたことがあります．それだけ反復練習を行うと，原稿をほとんど覚えていますし，自分の顔や舌の筋肉が，英語を話すために変化していく感じを覚えたことがあります．

4．一番難しいのは，いかに質問にうまく答えるか？

プレゼンテーションは事前に練習しておくことができますが，質問に対する返答はアドリブとなります．それでも，どのような質問を受けることになるか？ある程度は予測することが可能です．想定問答集を用意しておくことが得策です．確かに，ここで英語のリスニング力が問われます．1日にして身につくものではありませんので，自分が研究者として国際会議でも研究発表を行う機会を持つような状況にあるのであれば，または近々訪れるのであれば，リスニング力とスピーキング力を養う日々の努力を地道に続けておく必要があります．

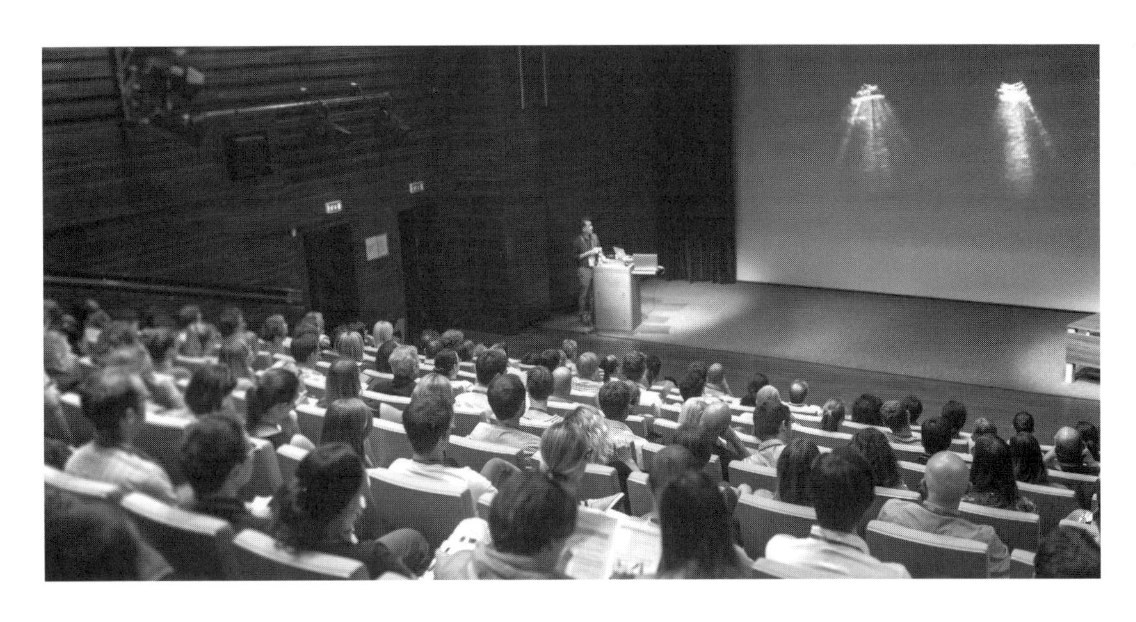

5．普段から英語の中に身を置くこと．

英語のリスニング力を養うことと，聞きやすい英語を話す力は，裏と表の関係にあります．自分が正確に発音ができない単語やフレーズは，それを聞いても多くの場合聞き取ることができません．リスニング力とスピーキング力を養うためには，可能なかぎり長い時間，英語での語りや話しが聞こえてくる環境を作って，その中に身を置くこととをお薦めします．また，英語にしろ，日本語にしろ，いずれの言語を使っても，言葉を話す時には個々の言葉の発音だけではなく，さらにイントネーションがそのベースにあります．これで出身地がわかる程の根の深い「話しの感覚」です．ましてや，日本に住んでいて標準的な英語特有のイントネーションが簡単に身につくものでありません．

そこで，英語の native speaker の話し方を真似るためには，可能なかぎり，BGM のように，英語の語りや話しが聞こえてくる環境に身を置くことをお薦めします．しかも，飽きるくらい同じものが繰り返し聞こえて来る方が，効果が大きいと感じています．不思議なことに，何度も聞いていると，次第に個々の単語を認識することができるようになって，リスニング力が自然と付いていくとともに，その話し方（発音とイントネーション）が頭にこびりついてきて，そのようにしか発声できなくなっていきます．その調子で，英語の用語を含む話しを日本語ですると，変な話し方になることがあります．

最近はアメリカや英国で作成された様々な視聴用ソフトをテレビ，パソコン，スマホなどで利用することができます．私が気に入っているのは，インターネットに接続したパソコンで，TED（https://www.ted.com）を視聴することです．様々なスピーチのビデオクリップが用意されていて，話している言葉を画面の下に表示するスーパーインポーズ機能が用意されています．聞き取れない場合でも，その話していることが画面に表示されるので，自分がどの言葉やフレーズを聴き取れていないかということと，その言葉やフレーズが自分の耳にはどのように聞こえて来るのかということを知ることができます．しかも無料です．

索引

英数字

あ行

か行

プレゼンテーションガイドブック

2019 年 9 月 1 日　初版第 1 刷発行

著　　者　堤　裕昭
発 行 者　新 居 義 雄
発 行 元　(有) オーエムエス出版
〒 203-0032　東京都東久留米市前沢 3-12-27
Tel & Fax 042-473-3386
URL：http://www.oms-publ.co.jp
振替　00150-4-150252
発 売 元　(株) 星雲社
〒 112-0005　東京都文京区水道 1-3-30
Tel 03-3868-3275
表紙デザイン　柳 井 知 子
印刷製本　(株) 平河工業社

□定価はカバーに表示してあります.

ISBN978-4-434-26343-9

Printed in Japan